AF370767

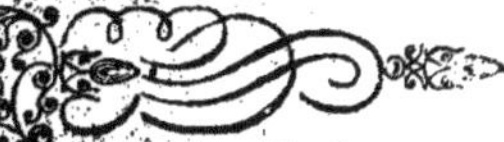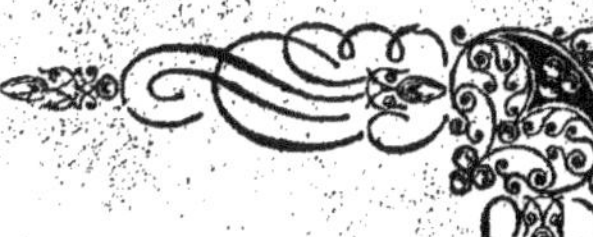

MANUEL

DE

LA JEUNE MÈRE,

OU

CONSEILS AUX JEUNES FEMMES

SUR LES SOINS QUE DEMANDENT EN TOUTE OCCASION LEUR
SANTÉ ET CELLE DE LEURS ENFANTS EN BAS AGE;

suivi

D'UNE INSTRUCTION SUR LES SOINS DE LA TOILETTE,

OU MOYENS DE CONSERVER ET DE RENDRE AUX DIVERSES PARTIES
DU CORPS LEUR FRAICHEUR ET LEUR ÉTAT NATUREL.

PAR Mme V. MESSAGER,

Maîtresse Sage-Femme, professeur d'Accouchements, ex-Sage-Femme
des Bureaux de Bienfaisance de Paris.

TROISIÈME ÉDITION,

Augmentée de plusieurs observations importantes.

PARIS,

CHEZ L'AUTEUR, RUE DE RIVOLI, 67.

ET CHEZ LES PRINCIPAUX LIBRAIRES.

—

1857.

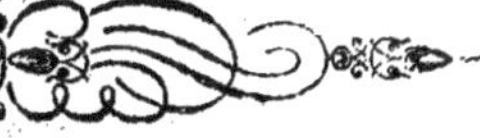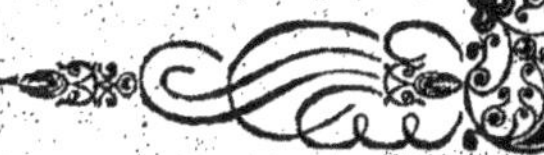

MANUEL

DE

LA JEUNE MÈRE.

MANUEL

DE

LA JEUNE MÈRE,

OU

CONSEILS AUX JEUNES FEMMES

SUR LES SOINS QUE DEMANDENT EN TOUTE OCCASION LEUR
SANTÉ ET CELLE DE LEURS ENFANTS EN BAS AGE ;

suivi

D'UNE INSTRUCTION SUR LES SOINS DE LA TOILETTE,

OU MOYENS DE CONSERVER ET DE RENDRE AUX DIVERSES PARTIES
DU CORPS LEUR FRAICHEUR ET LEUR ÉTAT NATUREL.

PAR Mme V. MESSAGER,

Maîtresse Sage-Femme, professeur d'Accouchements, ex-Sage-Femme
des Bureaux de Bienfaisance de Paris.

TROISIÈME ÉDITION,

Augmentée de plusieurs observations importantes

PARIS,

CHEZ L'AUTEUR, RUE DE RIVOLI, 67.

ET CHEZ LES PRINCIPAUX LIBRAIRES

—

1857

AVANT-PROPOS.

Les deux premières éditions de ce Manuel
ont reçu un accueil si favorable que je n'ai pu
résister aux instances qui m'ont été faites pour
que j'en publie une troisième. Mais, voulant la
rendre plus digne de la faveur publique, je me
suis fait un devoir de l'augmenter de plusieurs
observations qui démontreront combien j'ai eu
à cœur, non-seulement de me faire bien comprendre des personnes en faveur desquelles
j'écris, mais encore de les mettre à même de

prévenir la plupart des maladies dont je me suis occupé et d'en combattre un grand nombre.

C'est ainsi que j'ai cru nécessaire d'appuyer sur de nouveaux faits, tant pris dans ma clientèle particulière, que fournis par d'honorables praticiens, l'indispensable nécessité dans laquelle sont toutes les femmes de prévenir par de sages précautions les chutes de la matrice, qui sont si fréquentes dans toutes les classes à la suite des couches, et auxquelles j'attribue le plus grand nombre des incommodités qui tourmentent l'existence de tant de mères.

C'est ainsi, d'un autre côté, pour prouver à ces mères que je partage leur tendre sollicitude pour leurs enfants, que je cherche à les rassurer sur les bienfaits de la vaccine, dont quelques praticiens, se fondant en cela sur de faux raisonnements ou des faits mal interprétés, cherchent depuis quelque temps à révoquer les avantages.

Je profite aussi de l'occasion pour signaler à leur attention une maladie qui semble inter-

médiaire entre le croup et le muguet, maladie
que les médecins désignent sous le nom d'angine couenneuse, que la constitution atmosphérique de plus en plus humide de notre climat
rend plus fréquente et plus dangereuse de nos
jours, et je les engage de nouveau à ne pas
perdre de vue ce fait important, qu'un aveugle
scepticisme chercherait en vain à nier : à savoir que les maladies des enfants, celles surtout qui ont leur siége sur la peau ou dans les
voies respiratoires, se transmettent avec la plus
grande facilité, et qu'il est toujours prudent de
tenir éloignés des autres ceux qui en sont atteints, et cela non-seulement dès l'apparition
des premiers symptômes de la maladie, mais
aussitôt que quelques signes précurseurs peuvent faire soupçonner son invasion.

Enfin, ne reculant devant aucune des difficultés de la tâche que je me suis imposée, je
rapporte une nouvelle observation tout-à-fait
concluante en faveur du traitement par lequel
je combats la stérilité, et je fais de nouveau

ressortir l'insuffisance de tous les moyens qui n'ont pas pour base une connaissance exacte des organes auxquels on s'adresse à cette occasion, et des importantes fonctions physiologiques dévolues à ces organes.

Je ne crois pas non plus déroger, 1° en appuyant, plus que je ne l'ai fait dans mes premières éditions, sur les soins que doivent prendre les nouvelles accouchées pour ramener les parties qui ont souffert à leur état primitif, et effacer autant que possible les traces des fonctions qu'elles ont remplies; 2° en entrant dans quelques nouveaux détails sur certains objets qui ont rapport à la toilette. Ce sont là des soins qui peuvent paraître futiles au premier abord, mais dont l'expérience nous démontre tous les jours la nécessité, et auxquels bien des femmes regrettent de ne pas s'être soumises. Je crois en dire assez à ce sujet pour être parfaitement comprise.

Quoi qu'il puisse d'ailleurs être dit ou pensé des raisons qui m'ont engagé à écrire, j'aurai toujours à mes propres yeux la conscience d'un devoir rempli, et aux yeux des personnes qui jugent les choses par leur résultat, le mérite de quelques services rendus.

Je ne finirai pas cet avant-propos sans faire remarquer que, bien que j'aie augmenté plusieurs parties de ce Manuel, j'ai néanmoins cherché à ne pas rendre le volume plus fort. afin de lui conserver son caractère portatif. Il m'a suffi pour cela, comme on le verra, de faire serrer les lignes et d'employer un caractère plus fin ; j'ai voulu en un mot donner plus sous le même volume.

Enfin, bien que ce je vais dire sorte de la voie essentiellement scientifique dont je ne me suis jamais écartée dans le cours de ce Manuel, je crois néanmoins devoir déclarer aux femmes atteintes des maladies dont je m'occupe, qu'en toute circonstance j'ai eu surtout en vue leur propre intérêt. Aussi, qu'elles soient bien convaincues que, quelle que soit leur position de fortune, je suis toujours disposée à les accueil-

tir et à leur donner immédiatement, dans les
limites du possible, le soulagement qu'on est
en droit d'attendre de notre art.

INTRODUCTION.

Si les deux sexes ont des attributs généraux identiques, et par conséquent une vie commune, ils ont aussi, tant dans leur constitution physique que dans leur constitution intellectuelle et morale, des caractères qui les distinguent essentiellement l'un de l'autre ; caractères conformes à la carrière que chacun d'eux a à remplir

C'est principalement dans le moment de la vie qui sépare l'accroissement et le déclin, en un mot entre l'enfance et la vieillesse, que ces caractères se dessinent et se prononcent. A cette époque de la vie, la femme est appelée à remplir un ordre de fonctions tout-à-fait à part, puisqu'elles n'ont absolument rien de semblable chez l'homme ; aussi mérite-t-elle une attention toute particulière et se trouve-t-elle assujettie à une série de soins en dehors desquels sa santé court sans cesse les plus grands dangers.

Les connaissances exigées pour la carrière des accouchements, et ma position, pour ainsi dire exceptionnelle sous le rapport pratique, m'ayant mise à même de faire de ces soins une étude spéciale et approfondie, j'en publie aujourd'hui, sous forme de traité, l'exposé concis, mais exact et consciencieux.

Il démontrera que si, dans mes précédents écrits (1), j'ai donné quelques preuves, je ne dirai

---

(1) Voyez mon *Traité pratique des Maladies des Femmes*

pas d'habileté, mais d'habitude dans l'appréciation et le traitement des maladies propres aux femmes je n'ai pas négligé pour cela l'étude des moyens de prévenir ces maladies.

Toutefois, je ferai remarquer que si je cède au désir que j'ai depuis longtemps conçu d'initier les jeunes femmes à la connaissance des précautions que demande leur santé dans les diverses phases de la position de mère, et aux soins que réclame l'éducation physique de leurs enfants en bas âge, je ne prétends pas dire et apprendre des choses qui n'aient pas encore été dites et enseignées.

Je reconnais au contraire qu'il est peu de sujets en médecine qui aient été plus souvent abordés et même à l'égard desquels on ait fait plus de frais de savoir et de style. Mais où et comment les questions qui se rapportent à ce sujet important ont-elles été étudiées et exposées avec le soin et la précision convenables? Le plus souvent dans les traités d'accouchements, et toujours en termes scientifiques. Or, comment les femmes iront-elles chercher ce qui se rattache à leur santé dans des ouvrages qui

leur rappelleront à chaque page les moments les
plus pénibles de leur vie ; et comment saisiront-
elles la valeur des conseils qui leur sont adressés,
quand l'étrangeté des mots leur en cachera à chaque
instant le véritable sens et la portée?

Un traité consacré exclusivement à la santé de
la jeune mère et à l'éducation physique de ses enfants, mais écrit d'une manière accessible à toutes
les intelligences, c'est-à-dire dépouillé autant que
possible de termes techniques, est donc un ouvrage
dont la publication peut paraître utile. C'est ce
qu'ont pensé, même dans ces derniers temps, quelques médecins ; et malgré l'espèce de réprobation
dont le corps médical frappe ordinairement tout ce
qui est écrit pour les gens du monde, les ouvrages
de ces médecins ont généralement été assez bien
accueillis.

Cependant si ces hommes, plus ambitieux du
titre de philanthropes que de celui de savants, c'est-
à-dire plus jaloux d'être utiles que de briller, sont
parvenus à se faire comprendre des personnes

étrangères à la science, et particulièrement des femmes pour lesquelles ils ont écrit, leurs sages conseils sont bien loin d'avoir eu les heureux résultats qu'on était en droit d'attendre de leurs lumières et de leur expérience ; et cela par une raison bien simple, c'est que, forcés par leurs habitudes et par ce qu'on appelle peut-être mal à propos, la dignité de l'art, ils n'ont pas voulu ou pas su descendre dans tous les détails nécessaires.

Une femme est incontestablement, à cet égard, dans une condition plus favorable : joignant à ce que ses études lui ont appris l'expérience que ses besoins personnels et son propre intérêt l'ont maintes fois obligée d'acquérir, elle sait que de l'omission d'une chose qui, au premier abord, peut paraître indifférente, dépend souvent le succès des soins les mieux ordonnés et les mieux entendus en principe. Quelle heureuse direction d'ailleurs sa conduite, en semblable matière, ne reçoit-elle pas des confidences dont on ne craint pas de la faire dépositaire, des plaintes auxquelles on donne libre cours devant elle, et dont on se garderait ordinairement en présence d'un médecin, quelque confiance qu'il inspirât et dont il fût digne.

C'est surtout pour ce qui a rapport aux fonctions qui concourrent directement à la vie conjugale que les femmes, surtout les jeunes femmes, ont besoin de renseignements précis, de conseils qui soient non-seulement d'un effet certain, mais encore d'une exécution facile. Par exemple, quand une jeune femme ne vit pas sous les auspices de sa mère, que de fois, faute de savoir qu'elle est enceinte, ne s'expose-t-elle pas à voir sa position compromise et ses espérances trompées ; et, quand elle a acquis la conviction qu'elle a conçu, qui lui apprend à se conduire de manière à parcourir sans accident le temps quelquefois si douloureux et toujours pénible d'une première grossesse ?

Si des choses importantes, ou, pour mieux dire, si du principe nous descendons à son application, ne voyons-nous pas tous les jours qu'un bain pris en temps inopportun (comme cela arrive souvent), qu'une injection mal faite (et elles le sont toujours), qu'une ceinture mal appliquée (j'en ai peu vu qui le fussent convenablement), qu'une eau de toilette contenant des principes vénéneux ou trop actifs (ce qui arrive presque toujours), ont empêché les soins les plus rationnels et le mieux combinés d'avoir les effets favorables qu'on pouvait en espérer? En voici une preuve que je choisis entre mille

Une jeune dame, affectée depuis plus d'un an d'une perte en blanc des plus abondantes qu'accompagnaient d'assez fortes douleurs dans la marche, consulta un médecin qui, après l'avoir examinée couchée, reconnut une légère ulcération ou, pour mieux dire, une sorte d'excoriation de la membrane muqueuse qui tapisse la paroi postérieure du conduit vulvo-utérin. Il conseilla de faire des injections légèrement astringentes. Mais ce moyen, employé trois mois avec toute la régularité convenable, n'ayant procuré aucun soulagement, je fus à mon tour consultée : ayant touché la malade debout, je reconnus qu'une légère inclinaison du col de l'utérus en arrière empêchait que, dans cette position, l'injection atteignît la surface malade ; je lui conseillai simplement de faire les injections couchée, et un

mois ne s'était pas écoulé qu'un mieux sensible
survint comme le prélude d'une guérison qui ne
tarda pas à être complète.

AUTRE EXEMPLE : *Une dame de province, ayant,
à la suite de plusieurs couches laborieuses, éprouvé
un abaissement de la matrice, consulta une sage-
femme, d'ailleurs fort instruite, de sa ville natale
qui lui conseilla de faire venir une de ces ceintures
nommées hypogastriques. Elle appliqua elle-même
cette ceinture, mais s'imaginant que son emploi
n'avait d'autre but que de comprimer les parois du
ventre, elle la serra également dans toute son étendue, de sorte que la pression, au lieu de se faire de
bas en haut pour soutenir la matrice dans ce sens,
se faisait plutôt de haut en bas, poussant ainsi l'organe dans le sens de son abaissement. Il me suffit
d'expliquer à cette dame le but qu'on se proposait
dans l'emploi de cette ceinture pour qu'une simple
modification dans son mode d'application procurât
le soulagement qu'on en attendait.*

Si, des soins qui sont directement applicables à

la santé des femmes, nous passons à ceux que
réclament leurs enfants, que de choses n'ignorent-
elles pas qu'elles devraient savoir! que de circonstances où leur tendre sollicitude a à lutter
contre les préjugés les plus ridicules, contre les
méthodes les plus bizarres, et où elles ne deman-
deraient pas mieux que d'être éclairées par une
personne compétente sur toutes ces questions et
qui ne croirait pas déroger en leur indiquant, en
langage clair et précis, les moyens de parer à ces
mille accidents auxquels est en butte la vie des enfants; accidents qui ne deviennent si souvent mortels que parce qu'on s'est, dès le début, fait illu-
sion sur leur véritable portée, ou qu'on les a mal
combattus.

Prenons, à cette occasion, pour exemple ce qui
arrive quand un enfant est pris de convulsions.
Le premier mouvement d'une mère, c'est naturel,
est de demander du secours; alors arrivent les of-
ficieuses, j'allais dire les commères, qui conseillent,
l'une de mettre deux grains de sel gris dans la
bouche de l'enfant, l'autre de lui appliquer un cataplasme de verveine sur le creux de l'estomac,

une troisième de faire brûler un cierge , etc., etc. Dans ces entrefaites, tout le cerveau se prend, et l'enfant succombe, tandis qu'on aurait eu des chances de le sauver en lui mettant les pieds dans l'eau chaude et de la glace sur la tête, en lui appliquant quelques sangsues derrière les oreilles, ou en lui plaçant un large vésicatoire à la nuque, etc.

Au reste, voici l'ordre que j'ai suivi pour donner à cet ouvrage la forme d'un traité d'hygiène applicable à la jeune femme et à ses enfants. On verra que les matières s'enchaînent suivant l'ordre naturel, et que leur ensemble méthodique forme un véritable corps de doctrine d'où il sera, par cela même, aisé de déduire en temps et lieu les préceptes à la popularisation desquels cet ouvrage est destiné.

Tout est renfermé dans six chapitres, divisés eux-mêmes en plusieurs paragraphes comportant autant de sous-divisions qu'il y a de matières qui ont besoin d'être traitées séparément.

Le premier chapitre traite du *mariage*. Un premier paragraphe contient l'exposé de tout ce qui a rapport à l'âge et aux diverses conditions phy-siques exigées de la part de la jeune fille, pour qu'elle puisse être mariée ; un second, les raisons qui doivent faire craindre que le mariage ne soit dangereux pour elle, ou le proscrire d'une manière absolue.

Le second a trait à l'état de *grossesse*. Dans un premier paragraphe sont exposés les signes qui l'annoncent. Dans un second sont étudiées avec soin toutes les précautions auxquelles la femme doit se soumettre tout le temps que dure cet état, si elle veut le conduire à bonne fin, précautions qui se rapportent à sa nourriture, à ses exercices, à ses vêtements, à ses sensations. La question, si importante et si controversée de l'opportunité de la saignée et des bains, y est agitée et résolue d'une manière conforme aux saines lois de la science.

Le troisième est consacré à l'*accouchement*. Dans autant de paragraphes particuliers sont exposés : 1° les signes qui l'annoncent et les différents temps qui se partagent le travail ; 2° tout ce qui a rapport à la fausse couche, aux moyens de l'éviter et aux soins qu'elle exige quand elle est devenue inévitable ; 3° toutes les précautions que la nouvelle accouchée doit prendre , tant pour sa nourriture que pour l'air qu'elle respire, les affections morales qu'elle doit éviter pour prévenir les maladies qui suivent souvent l'accouchement, comme les affections si fréquentes du sein, les hernies, les chutes de la matrice. Enfin , un troisième paragraphe est consacré à l'allaitement, aux avantages qu'en retire pour elle-même la mère qui s'y soumet, aux soins qu'il demande, aux raisons qui peuvent ou doivent en dispenser.

Le quatrième regarde tout-à-fait l'*enfant*, considéré soit sous le point de vue de l'allaitement maternel ou du choix d'une nourrice, soit sous le rapport des diverses méthodes d'allaitement artificiel. Des paragraphes à part donnent : 1° un aperçu des maladies propres au jeune âge et des moyens généraux de les prévenir, même de les combattre ; 2° une description exacte des phénomènes de la première dentition et des accidents qu'elle occasionne souvent ; 3° un exposé de tout ce qui se rapporte au sevrage, tant dans l'intérêt de la mère que dans celui de l'enfant.

Le cinquième traite de la *stérilité*, de ses causes et des moyens les plus rationnels de la faire cesser. Ce chapitre est le résumé d'un mémoire que j'ai soumis il y a quelques années au jugement de l'Académie nationale de Médecine, mémoire dans lequel je fixe l'attention sur des causes de stérilité qui n'ont pas encore été suffisamment étudiées, et à l'égard desquelles je propose de nouveaux moyens de traitement que sanctionnent tout à la fois le raisonnement et l'expérience.

Enfin un sixième chapitre, tout-à-fait à part, est consacré à une instruction sur les soins généraux et particuliers que demande la *toilette des femmes*. Ce chapitre est divisé en deux parties : la première contient un exposé et une appréciation des moyens de conserver la beauté et la fraîcheur naturelle des diverses parties du corps; la deuxième, un aperçu des moyens de remédier à diverses imperfections naturelles ou accidentelles qu'entraîne, soit l'âge, soit toute autre circonstance. A cette occasion, je signale le danger de plusieurs moyens employés à cet effet et j'indique ceux que l'expérience m'a démontrés les plus efficaces et dont l'emploi ne peut être suivi d'aucun danger.

Comme on le voit par ce léger aperçu, rien n'a pu échapper à mon examen de tout ce qui a trait à la santé de la femme, considérée dans la vie conjugale, et surtout dans la position de mère. Pour rendre ce travail aussi complet que possible, j'ai puisé à toutes les sources; et, bien que je n'aie pas jugé utile de faire ce vain étalage d'érudition auquel quelques écrivains modernes nous ont habitués, je n'en ai pas moins consulté tous les auteurs qui ont écrit sur le même sujet et n'ai rien adopté que je ne l'aie soumis à ma propre expérience.

N'ayant d'autre but que d'être utile, je me suis dispensée de toutes ces citations et ces notes dont sont hérissés de nos jours la plupart des traités. même les plus élémentaires. persuadée qu'elles ne font que distraire l'attention en pure perte. J'ai aussi évité, autant qu'il m'a été possible, les expressions techniques, et, quand je n'ai pu m'en dispenser, j'ai toujours fait en sorte d'ajouter à l'expression consacrée par la science quelque chose qui puisse en faire ressortir le véritable sens et saisir la portée.

Enfin, en dédiant mon ouvrage aux mères de famille, j'ai cherché à m'acquérir un droit à leur attention en même temps qu'un titre à leur reconnaissance.

CHAPITRE PREMIER.

DU MARIAGE,

CONSIDÉRÉ SOUS LE POINT DE VUE DES AVANTAGES
QU'IL OFFRE A LA FEMME POUR SA SANTÉ, ET
DES CONDITIONS PHYSIQUES QU'IL EXIGE D'ELLE.

§ Ier.

DES AVANTAGES DU MARIAGE POUR LA SANTÉ DE LA FEMME.

Dans tous les temps et dans tous les lieux les lois politiques, fondées sur celles de la nature, ont encouragé le mariage.

Quelques peuples ont même attaché au pacte solennel qui cimente l'union des deux sexes une telle importance, qu'ils ont accordé des récompenses ou d'honorables distinctions à ceux qui en subissaient le joug, et soumis à des privations , quelquefois même à des marques de déshonneur, ceux qui s'en affranchissaient volontairement.

Qui ne sait que la stérilité du célibat était chez les juifs une espèce d'opprobre, et que chez les anciens chrétiens les hommes qui, au mépris des vœux de la nature, dérogeaient au commandement divin exprimé dans les saintes écritures par l'expression à la fois si naïve et si éloquente de *multipliez*, étaient privés de quelques-uns de leurs droits, et avant tout jugés indignes des charges de la magistrature? Les Romains décernaient des couronnes à ceux qui avaient été mariés plusieurs fois, et les Spartiates instituèrent en l'honneur de l'union légale, des fêtes où ceux qui s'étaient voués au célibat étaient l'objet de la dérision générale, et impunément bafoués en public par les femmes.

Les lois qui, chez plusieurs peuples des plus avancés en civilisation, érigent le mariage en un acte inviolable et irrévocable, ont pour but de favoriser la reproduction de l'espèce et d'assurer l'existence et le bonheur des enfants qui naissent de l'union des deux sexes, en même temps qu'elles leur assurent les moyens de satisfaire en paix leurs besoins naturels, et les placent dans la nécessité de s'aider par un doux échange de secours et de soins continus.

Mais, s'il est vrai que l'union légale des sexes a des résultats avantageux pour leur bonheur moral aussi bien que pour leur bien-être matériel, auquel des deux est-il réellement plus profitable sous le rapport de la santé? Nul doute que ce ne soit à la femme, parce que, répondant au besoin le plus impérieux de son cœur, qui est l'attachement, l'union rendue indissoluble par sa consécration légale, la place dans la position la plus favorable à l'accomplissement des deux grands actes auxquels son organisation toute entière l'appelle : faire des enfants et les élever.

Les avantages du mariage sur le célibat pour la femme pourraient-ils être contestés devant ces faits si positifs et si fréquents qui démontrent tous les jours des maladies graves guéries chez elle par le mariage, et une foule d'autres maladies, non moins graves, occasionnées et entretenues par le célibat. Sans doute les nombreux accidents qu'entraîne la conséquence du mariage, l'accouchement, détruisent une partie de ses avantages ; mais s'ils les atténuent, ils sont assurément loin de les compenser entièrement, et il répugne au bon sens d'admettre que l'exécution d'une fonction fût, en somme, plus préjudiciable à la santé que le refoulement, si on peut parler ainsi, du sentiment intérieur qui porte à son accomplissement.

C'est surtout sur les organes de la sensibilité que porte le célibat chez la femme ; aussi l'influence de cet état sur le développement des maladies nerveuses en général, et de la folie en particulier, est-elle immense. Dans

un rapport fait au conseil général des hospices
civils de Paris, pour l'année 1822, on trouve
que, sur 1,720 femmes aliénées retenues au
1er janvier 1822 à l'hospice de la Salpêtrière,
397 seulement étaient mariées, tandis que 1,276
se trouvaient dans l'état de non-mariage, ainsi
qu'il suit : 980 célibataires, 291 veuves, et 5
divorcées ; ce qui établit une différence en
plus pour les femmes non mariées de 779.
L'état-civil des 47 qui restaient pour compléter le nombre total était inconnu. De nouvelles
informations prises auprès de plusieurs membres du conseil supérieur de l'administration
des hôpitaux m'ont prouvé que ce rapport,
loin d'avoir diminué depuis 1822, n'a malheureusement fait qu'augmenter.

On pourrait croire, au premier abord, que
c'est la continence, c'est-à-dire la privation
des plaisirs sexuels, qui occasionne la plupart
des maladies dont souffrent un si grand nombre de femmes qui vivent dans le célibat ;
mais il n'en est point ainsi, c'est l'état de non

engagement positif, c'est-à-dire la vie passée hors le mariage ; et ce qui le prouve sans réplique, c'est que les femmes qui vivent dans la dissolution ne sont pas exemptes des maladies nerveuses propres à celles qui vivent dans le célibat absolu, et que celles qui deviennent mères en dehors de l'union légale en sont tout aussi fréquemment atteintes que les célibataires et les femmes les plus chastes ; en voici une preuve :

Sur 324 femmes admises aliénées à la Salpêtrière, en 1848, il n'y en avait que 101 qui fussent mariées ; on comptait au contraire 223 célibataires dans l'ordre suivant : célibat réel, telles que filles, 79 ; veuves, 56 , célibat fictif, comme femmes de mauvaises mœurs, ou honnêtes, mais ayant fait des enfants hors le mariage, 88. L'excédent du nombre des célibataires sur celui des femmes mariées est donc, pour cette année seulement, qui n'a rien eu d'exceptionnel à cet égard, de 122.

Mais si tout s'accorde à démontrer que le

mariage est l'état le plus favorable à la santé, et, partant, au bien-être physique et moral de la femme, il n'est pas moins vrai aussi que le mariage pourrait devenir nuisible à un grand nombre de femmes, s'il était contracté en dehors de certaines conditions dont je vais tracer les règles les plus essentielles.

§ II.

DES CONDITIONS D'ORGANISATION PHYSIQUE ET MORALE QU'EXIGE LE MARIAGE CHEZ LA FEMME.

Ces conditions peuvent être réduites à trois chefs principaux, selon qu'elles se rapportent à l'âge, à la conformation ou à des infirmités et maladies graves ; étudions-les successivement dans l'ordre même que nous venons d'établir :

1° AGE. — Les législateurs, les médecins et

les moralistes ont rarement été d'accord sur l'époque précise à laquelle la femme peut contracter le mariage. Dans l'ordre primitif et naturel des choses, il semble que ce moment doive être celui ou l'apparition du flux sanguin périodique auquel elle est soumise vient signaler son aptitude à la reproduction. Mais aux yeux des hommes sur lesquels les sociétés se reposent des soins de leurs intérêts, ce moment, qui arrive plus tôt dans les contrées méridionales et dans les grands centres de civilisation, et plus tard dans les pays froids et dans les campagnes, n'offre pas généralement toutes les garanties nécessaires, parce que si la femme peut concevoir, elle a rarement acquis tout le développement d'organisation nécessaire à l'accomplissement des deux fonctions auxquelles le mariage l'appelle : l'accouchement et l'éducation de l'enfant.

Avant la révolution, ou pour mieux dire, jusqu'au commencement de ce siècle, nos lois défendaient le mariage aux filles avant 12 ans;

mais le Code Napoléon, trouvant avec raison que peu de femmes à cet âge sont en état d'être mères dans toute l'acception du mot, a fixé à 15 ans révolus l'instant où le mariage leur est permis.

C'est là certes un immense bienfait rendu à la société, car il est bien évident qu'à douze ans, la jeune fille, fût-elle parfaitement réglée, ce qui est loin d'être général, n'éprouvera jamais, sans inconvénients, les secousses que les habitudes du mariage impriment nécessairement à l'organisme. Sous l'influence de ces habitudes précoces, elle verra de bonne heure sa santé s'altérer, sa fraîcheur disparaître ; des pertes en blanc épuiseront ses forces, dérangeront ses digestions, amèneront une pâleur blafarde de la face, une maigreur générale du corps ; enfin, tous ces accidents anéantiront à tout jamais des charmes et des qualités qui devaient tant influer sur le bonheur de sa vie.

Ce n'est pas tout ; car il est encore d'autres conséquences déplorables des mariages précoces : ce sont celles qui atteignent les enfants, et qui rendent ceux-ci petits, chétifs, lesquels, s'ils arrivent à l'âge nubile, c'est-à-dire à l'âge de se marier eux-mêmes, ne procréeront que des êtres encore plus petits, encore plus chétifs. Alors, qui ne prévoit qu'une dégénération semblable ne doive bientôt amener l'anéantissement d'une famille tout entière ?

Ces tristes résultats sont si frappants, que plusieurs médecins légistes, peut-être admirateurs trop serviles des lois qui régissaient l'ancienne Grèce, où le mariage n'était permis aux femmes qu'à dix-sept ans, ont encore trouvé que les rédacteurs du Code Napoléon avaient agi imprudemment en fixant à quinze ans le moment où une jeune fille peut se marier. Mais toutes les personnes, et je suis de ce nombre, qu'une étude et une expérience de la vie ont convaincues que les désirs ou les besoins intellectuels que suscite de bonne heure chez les jeunes filles l'état actuel de notre société, aussi bien que leur éducation, malheureusement trop sensuelle, sont la principale cause des maux qu'elles éprouvent dans le célibat, trouveront que nos lois ont été rédigées en cela avec la plus grande sagesse.

En effet, si d'un côté ces lois ont reconnu qu'une jeune fille de douze ans, dans nos climats, n'est jamais en état d'être mariée, sauf de très-rares exceptions tout-à-fait accidentelles; d'un autre côté aussi elles ont pressenti qu'il suffisait que la plupart des jeunes filles fussent pubères à quinze ans, et qu'un grand nombre d'entre elles éprouvassent à cet âge des maladies que le mariage seul peut guérir ou arrêter, pour ne pas attendre l'époque où toutes auront atteint leur entier développement, abandonnant ainsi aux parents le soin de tout disposer convenablement à cet égard.

Ainsi donc, une jeune fille, eût-elle atteint sa quinzième année, ne devra, autant que possible, être engagée dans les liens du mariage qu'un an au plus tôt après que le flux menstruel se sera parfaitement régularisé chez

elle, que ses seins seront suffisamment développés, que l'évasement de ses hanches en dehors annoncera que le bassin et les organes
qu'il renferme ont reçu l'impulsion nécessaire ;
que sa conduite et son raisonnement enfin démontreront qu'elle comprend la nouvelle position dans laquelle elle va se trouver placée.

Rarement avant cette époque, sa constitution
aura acquis cette plénitude, pour ne pas dire
cette exubérance de forces vitales, nécessaire
à la reproduction de l'espèce ; et si le travail
indispensable de la nature occupée à compléter
ou à perfectionner son organisation, est troublé par les jouissances prématurées du mariage, elle aura, je le répète, mille dangers à
courir dans sa nouvelle position.

Devenue enceinte, elle ne pourra supporter
qu'avec la plus grande peine, et aux dépens de
sa santé, les incommodités sans nombre insé-
parables de cet état : elle sera sujette aux avortements, et les douleurs de l'enfantement lui
coûteront peut-être la vie. Devenue mère d'en-

fants délicats et valétudinaires, elle passera sa jeunesse dans l'inquiétude et les larmes, ne donnera à ses enfants, si elle les nourrit, qu'un lait peu substantiel et mal élaboré, se livrera pour les élever à des soins et des veilles qui dépasseront ses forces, hâteront pour elle l'instant de la vieillesse et l'arracheront peut-être à la vie à un âge où elle est ordinairement la plus forte et la plus active.

2° ORGANISATION. — Si de l'âge nous passons aux conditions d'organisation que le mariage exige de la femme, nous trouvons que cette organisation peut être défectueuse ou viciée, soit de naissance, soit accidentellement, et, dans l'un ou l'autre cas, d'une manière guérissable ou incurable. Plusieurs de ces vices ne sauraient guère en général être constatés sans un examen préalable qui répugne à la pudeur, et ce n'est souvent qu'à l'occasion de la première couche qu'on est assuré de leur existence.

Parmi les vices d'organisation, congéniaux

ou de naissance, qui peuvent échapper à l'attention, se placent tout d'abord ceux qui peuvent frapper sur les organes sexuels, comme par exemple, l'absence complète de la matrice, l'imperforation ou la perforation irrégulière du conduit vulvo-utérin. L'absence du flux menstruel peut faire soupçonner le premier cas et l'impossibilité où il est de s'établir régulièrement, après avoir donné tous les signes qui peuvent faire croire à sa prochaine apparition, mettent généralement sur la voie du second cas.

J'ai été appelée, il y a quelques années, pour voir une jeune fille de quatorze ans chez laquelle la membrane hymen offrait à l'écoulement des règles une telle résistance qu'on a été obligé de pratiquer, dans son milieu même, une ouverture par laquelle s'échappa une grande quantité de sang. La rétention de ce sang, chez une jeune personne appartenant à une mère moins attentive, eût pu avoir des suites très-graves.

Après les vices de conformation que je viens de signaler, et qui nuiraient à l'exécution de l'acte en vertu duquel la conception a lieu, viennent ceux qui frappent sur le bassin ou la charpente osseuse destinée à contenir le produit de cette conception. La conformation de cette partie du corps est certainement une chose de la plus haute importance à examiner chez une jeune fille qui se dispose à se marier, car c'est de cette conformation que dépendent son sort et celui de son enfant.

Comment en effet, la tête d'un enfant à terme, qui a ordinairement 5 pouces ou 14 centimètres de diamètre, pourra-t-elle se frayer une route par l'ouverture ou détroit inférieur du bassin, si cette ouverture n'a que deux pouces, même 3 pouces ou 9 centimètres de largeur? La femme ainsi conformée sera réduite à la cruelle alternative de subir une opération terrible à laquelle elle n'échappera que par miracle, ou bien de voir sacrifier son enfant dans la douloureuse nécessité où se trouvera l'accoucheur de le retirer par pièces.

Or, on peut présumer une vicieuse confor-formation du bassin lorsque l'épine dorsale est courbée de manière à faire rentrer la der-nière vertèbre lombaire dans la partie supé-rieure de la cavité du bassin ; lorsque les irré-gularités des os coxaux ou des hanches le font relever extraordinairement d'un côté ; lorsque les cuisses, dans leurs mouvements, se trou-vent pressées l'une contre l'autre, et lors-qu'enfin il reste des traces de rachitisme (vul-gairement désigné sous le nom de nouüre), comme la courbure des os des bras, surtout des jambes, et le développement extraordinaire des jointures, particulièrement des genoux.

Une mère veut-elle mesurer elle-même à l'extérieur le bassin de sa fille, présumé irré-gulier, afin d'acquérir des notions à peu près exactes sur sa capacité et de prévoir si l'accou-chement sera facile, ou si les secours de l'art deviendront nécessaires, voilà à quoi se réduit ce qu'elle doit savoir :

De la partie supérieure de l'éminence sus-
pubienne (vulgairement nommée *Mont de Vé-
nus*) au sacrum, au-dessus de la saillie formée
par l'apophyse épineuse de la dernière vertèbre lombaire, mesure prise avec un large com-
pas disposé en conséquence, on trouve 7 pouces et demi ou 200 millimètres ; de la partie
la plus saillante d'une hanche à l'autre, 11 pouces 6 lignes ou 300 millimèt. ; enfin, de la partie la plus saillante d'une hanche au sommet
de la tubérosité de l'ischium ou partie osseuse
sur laquelle porte le poids du corps quand on
est assis (du même côté) 7 pouces 8 lignes ou
200 millimètres.

Quant à la connaissance de l'étendue qu'offre
d'avant en arrière le bassin, qui est réellement
la plus importante à acquérir, on l'obtient
en déduisant de la longueur obtenue par la
première opération l'épaisseur connue de l'os
du sacrum, qui est généralement de 2 pouces et celle de l'os du pubis, qu'on peut
estimer à 1 pouce et demi, y compris les par-

ties molles qui recouvrent ces parties ; dans les cas ordinaires de bonne conformation cette étendue est de 5 pouces.

N'oublions pas toutefois que les inductions que l'on tire des mesures que nous venons de prendre ne doivent, dans un grand nombre de cas, être données que comme de simples probabilités en faveur de l'aptitude à un accouchement facile, car on trouve des femmes horriblement contrefaites qui accouchent aisément, tandis qu'un grand nombre d'autres, avec l'apparence de la structure la plus régulière, ont des vices de conformation qui rendent leur première couche presque inévitablement mortelle. Les traités d'accouchements contiennent une foule de faits qui mettent cette assertion hors de doute.

3° MALADIES. — Il est difficile de déterminer d'une manière précise les maladies qui, pour la femme, doivent être regardées comme un obstacle au mariage ; car plusieurs de celles que l'union sexuelle peut aggraver, trouvent en certaines circonstances dans cette union des motifs non-seulement d'amendement, mais même de guérison. Aussi, quand on est consulté à cet égard doit-on apporter la plus grande circonspection et prendre en considération, non-seulement les maladies en elles-mêmes, mais encore leur cause, leur degré et leur complication.

Cependant il en est qui, dans l'un comme dans l'autre sexe, reçoivent du mariage une impulsion si généralement fatale, qu'on peut les regarder comme des raisons bien fondées de célibat. Telle est, par exemple, la phthisie pulmonaire, si commune dans les grandes villes, et malheureusement si souvent inaccessible aux ressources de l'art.

Je sais bien qu'à l'opinion que j'émets ici d'éloigner du mariage les jeunes filles atteintes de phthisie pulmonaire constatée, on m'objectera ces deux faits, bien connus des personnes qui se livrent à la pratique des accouchements, savoir : d'abord que les femmes affectées de cette maladie conçoivent très-facilement, ensuite que l'état de grossesse est le moment où elles se portent le mieux. A cette objection j'opposerai ce fait non moins irrécusable, qu'une fois accouchée, la femme atteinte de phthisie pulmonaire voit constamment sa maladie marcher avec une nouvelle violence, si elle ne nourrit pas, ou dès qu'elle a cessé de nourrir, si elle s'est acquittée de ce devoir.

Après les maladies du poumon, les affections du cœur sont de celles qui doivent recevoir du mariage une impulsion défavorable ; mais à cet égard il faut soigneusement établir la différence qui existe entre celles de ces affections qui tiennent à une altération. organique et celles qui dépendent d'un état nerveux. J'ai vu des jeunes filles avoir des palpitations qui donnaient les plus vives inquiétudes, et qui cependant cessaient les premiers mois du mariage ; mais le plus simple raisonnement fait pressentir qu'il ne saurait en être ainsi pour les cas où il y aurait véritablement anévrisme du cœur, parce que l'action de cet organe, toujours augmentée par les rapports sexuels, s'exerçant de plus en plus contre ses parois ou celles des gros vaisseaux, tendra incessamment à affaiblir leur ressort et pourra finir par déterminer leur rupture, d'où peut suivre une mort aussi prompte qu'effrayante.

Si des maladies qui affectent les poumons et le cœur nous passons à celles qui ont leur siége dans le système nerveux, nous trouvons qu'il en est aussi plusieurs au sujet desquelles on doit être très-sobre de réponses affirmatives quand on est interrogé sur la question de savoir si elles sont un obstacle au mariage d'une jeune fille. Par exemple, on cite plusieurs cas d'épilepsie bien caractérisée qui ont cessé tout-à-coup et même pour toujours, à la suite, soit des premiers rapports sexuels, soit d'un premier accouchement ; mais de ces cas véritablement exceptionnels faut-il conclure que le mariage doit être conseillé en pareille circonstance ? Je réponds hardiment non, parce

que, pour quelques légères chances de guérison (une tout au plus contre cent) qu'on
procurera à la jeune fille, on aura la presque
certitude d'avoir contribué à une union aussi
malheureuse en elle-même qu'elle peut devenir fatale aux enfants qui pourront en naître.

J'ai donné, il y a quelques années, des soins
à une jeune dame qui fut prise, au moment
même d'accoucher, d'une attaque d'épilepsie
qui mit sa vie et celle de son enfant dans le
plus grand danger. Sa mère, qui était présente, m'avoua qu'elle l'avait mariée principalement dans l'espoir que le mariage la gué-
rirait. Tout le temps de sa grossesse, elle
n'avait eu en effet aucune attaque, et son
mari ignorait complétement ce fâcheux anté-
cédent. Mais, à dater de son accouchement,
ses attaques se manifestèrent, comme avant
son mariage, tous les cinq ou six mois. Ce
qu'il y eut de malheureux, c'est que l'enfant
auquel elle donna le jour fut pris, à huit mois
environ, au moment de l'éruption de ses pre-

mières dents, d'une convulsion épileptiforme qui l'emporta en quelques jours.

Je suis loin d'être aussi exclusive pour les cas d'hystérie, qui forme bien souvent le premier degré de la monomanie érotique ou amoureuse, surtout si la jeune fille témoigne de l'affection pour la personne qu'on lui propose, et si la maladie n'est pas une feinte employée pour éviter une union qu'elle redoute. Quant à la folie bien constatée, la loi, d'accord en cela avec la raison, répond par un refus *absolu* et rend toute discussion inutile à son sujet.

CHAPITRE II.

DE LA GROSSESSE;

DES SIGNES QUI LA FONT PRESSENTIR ET LA CA-
RACTÉRISENT ; DES PRÉCAUTIONS AUXQUELLES
ELLE ASSUJETTIT.

$\S$ Ier

DES SIGNES PRÉCURSEURS ET CARACTÉRISTIQUES DE LA GROSSESSE.

Nous avons établi précédemment que le mariage étant l'état le plus favorable pour la femme, elle y acquiérait des chances de vie qu'elle ne rencontrait pas dans le célibat. Ce sont là les effets éloignés ou généraux du mariage. Mais le passage de l'état de fille à celui de femme, qui ne s'effectue pas sans quelques douleurs, dont une mère prudente doit avertir sa fille en les lui signalant comme une des premières charges de la nouvelle position à laquelle elle vient de se soumettre, ce passage, dis-je, a, dans un grand nombre de cas, des effets prompts et très-marqués sur l'ensemble de sa constitution.

En effet, les premiers rapports conjugaux donnant, comme nous l'avons dit, une nouvelle énergie au cœur et à tout l'appareil de la circulation, les vaisseaux portent la chaleur et la vie dans toutes les parties du corps ; de là une peau plus colorée, une figure plus animée, et, dans des circonstances assez fréquentes, la substitution du tempérament sanguin au tempérament lymphatique qui est l'apanage le plus habituel des jeunes filles.

Les facultés intellectuelles se ressentent même de cette secousse ; aussi cette jeune femme tout-à-l'heure si timide, est maintenant moins gênée, a plus de force dans la voix, plus de hardiesse dans la parole. Elle est alors, disent les auteurs, par rapport à la jeune fille, ce qu'est l'homme à l'égard de la femme, ou l'adulte à l'égard de l'enfant. Pour l'œil le moins observateur, ces changements sont souvent appréciables au bout de quelque jours.

Toutefois ces changements ne sont rien auprès de ceux qui vont survenir en elle comme but final de la nature : la reproduction de l'espèce. Or, il se présente ici une question dont la solution paraît au premier abord ne piquer que la curiosité, mais qu'il peut devenir important d'étudier et de résoudre dans certaines circonstances, c'est celle-ci : A quels signes peut-on pressentir qu'une jeune femme sera bientôt mère ? ou bien, en termes plus généraux, quelles sont les femmes les plus aptes à concevoir ?

Jusqu'à présent on a toujours été disposé à penser que les femmes à tempérament nerveux, apportant dans les épanchements amoureux plus d'ardeur que celles d'un tempérament opposé, devaient nécessairement avoir une

plus grande aptitude à la conception. Eh bien !
c'est précisément le contraire qui a lieu : presque toutes les femmes que j'ai vues avoir un
grand nombre d'enfants sont des femmes dont
la constitution s'exprimait au physique par une
peau blanche, des yeux bleus, des formes arrondies ; au moral, par une imagination calme,
des désirs modérés.

Bien plus, dans l'immense quantité de femmes avec lesquelles ma profession m'a mise en
rapport , un grand nombre m'ont déclaré
n'avoir jamais convoité que par raison l'acte
conjugal ; d'autres même m'ont avoué en
avoir toujours souffert, et quelques-unes avoir
conçu dans le sommeil. Enfin, la science, au
su de tous les médecins, possède un grand
nombre de cas de femmes qui, en proie à la
crainte et à l'horreur que devait naturellement
leur inspirer l'acte commis avec violence, n'en
sont pas moins devenues enceintes. On en cite
même qui ont conçu dans le sommeil léthar-
gique le mieux caractérisé.

De tout cela faut-il conclure que chez la femme les désirs amoureux sont inutiles à la conception ? Non, sans doute ; mais qu'il n'est pas nécessaire qu'ils soient impétueux ; et, consultée par un homme auquel il importerait d'avoir le plus tôt possible et en grand nombre des descendants, je conseillerais, toutes choses égales d'ailleurs sous le rapport de l'âge et d'une foule d'autres considérations, d'épouser une blonde plutôt qu'une brune.

Voyons maintenant à quels signes une femme peut reconnaître qu'elle est enceinte. Pour bien faire comprendre la valeur de ces signes, même des personnes étrangères à notre profession, divisons-les en signes *rationnels* et en signes *sensibles*. Les premiers sont ceux qui se déduisent du raisonnement et de l'induction ; les seconds, ceux qui sont appréciables par les sens.

1° SIGNES RATIONNELS. — Les auteurs des divers traités écrits sur l'art des accouchements ont nommé ce que nous venons d'appeler signes rationnels, signes sympathiques, parce qu'ils dépendent effectivement des nombreuses réactions ou modifications que la satisfaction des vœux de la nature imprime en cette circonstance à tout l'organisme. Le premier qui se manifesterait serait, au dire de plusieurs, un sentiment de volupté plus grand ou inaccoutumé, éprouvé pendant l'acte conjugal et suivi immédiatement de frissons, même de tranchées et de sensations quelquefois douloureuses dans la région de l'ombilic et dans tout le bassin.

Un ou deux jours après, les traits de la face présentent de la pâleur, de la langueur et de l'abattement ; les yeux perdent leur éclat et se cernent ; le nez s'effile et s'allonge ; la bouche semble s'agrandir et le menton devient proéminent : c'est la réunion de ces caractères qui forme ce qu'on nomme communément le *masque*. Bientôt le cou se gonfle, les seins se développent et deviennent sensibles, les mamelons se durcissent et leur auréole se rembrunit. La plupart de ces signes, pris isolément, n'ont certainement aucune valeur et ne peuvent pas même donner la présomption de la conception ; mais, observés en masse, ils méritent d'être pris en considération, surtout s'il survient en même temps ou à peu près du dégoût, des nausées, des vomissements et surtout des perversions qui portent à manger des substances impropres à la nutrition, comme du charbon, de la craie, de la terre, etc.

2° SIGNES SENSIBLES. — De ces signes, les plus saillants sont la suppression des règles, le développement du ventre et des seins, les mouvements de l'enfant.

La *suppression des règles* est le signe sur lequel s'établit le plus communément la présomption de la grossesse. Nul doute qu'il ne soit important de le prendre en très-grande considération quand il survient chez une femme nouvellement mariée, et qu'il est accompagné des signes précédemment énumérés. Mais il ne suffit pas non plus à lui seul pour établir un jugement certain, et cela pour trois raisons : la première, c'est que chez plusieurs femmes les règles continuent à couler les premiers mois et même tout le temps de la grossesse ; la seconde, c'est qu'on a vu des femmes devenir enceintes sans jamais avoir été réglées, ou lorsque leurs règles étaient déjà supprimées depuis longtemps ; la troisième, enfin, c'est que quelques femmes, non réglées dans l'état ordinaire, le sont précisément devenues pendant la grossesse.

Souvent aussi le commencement de la grossesse coïncide avec quelque circonstance qui pourrait occasionner la suppression des règles, et qui en impose aux femmes elles-mêmes, et d'autant plus facilement qu'elles désirent ou craignent de devenir mères, sans compter qu'il y en a beaucoup qui ont intérêt à donner le change sur leur état.

Ainsi donc, la première chose que doit faire une femme dont les règles se suppriment, et qui veut savoir si c'est par l'effet d'une grossesse commençante, c'est de chercher si cette suppression ne pourrait pas être attribuée à une autre cause. Si elle arrive tout-à-coup chez une femme qui se portait bien auparavant, qui continue à bien se porter, et qui, peu de temps avant, a eu des rapports conjugaux, surtout immédiatement après ses règles, circonstance plus importante à noter que ne le font la plupart des personnes qui s'occupent d'accouchements ; si, en outre, la femme a déjà eu des enfants, et que les choses se soient passées de la même manière, il est très-probable qu'elle est enceinte.

L'augmentation du volume du ventre est certainement un phénomène inséparable de la grossesse ; il ne suffit cependant pas pour la mettre hors de doute, parce qu'il y a bien d'autres causes qui peuvent la produire. Toutefois, la marche qu'elle suit est accompagnée de caractères assez tranchés pour permettre de porter un jugement sûr dans la majorité des cas.

Quand une femme est enceinte, le ventre s'aplatit d'abord dans la région sous-ombilicale ; vers le deuxième mois on sent de la tension et une certaine résistance au-dessus des os du pubis ; bientôt cette partie commence à proéminer ; le volume du ventre augmente progressivement de bas en haut. La saillie est très-prononcée en avant, les côtés sont aplatis. Il se passe aussi vers l'ombilic des changements importants à noter : en effet, dès que le ventre commence à augmenter, la cicatrice ombilicale se trouve bientôt au niveau de la peau, et du troisième au quatrième mois elle acquiert une saillie qui va quelquefois jusqu'à un et deux doigts de longueur. Le savant professeur de la Faculté, M. Moreau, porte le volume de cette saillie de un à trois centimètres.

Les *mouvements de l'enfant* sont, des trois espèces de signes sensibles que nous avons établies, les plus caractéristiques ; ils se font généralement sentir vers quatre mois ou quatre mois et demi. Il n'est cependant pas rare de voir des femmes qui sentent remuer à trois mois et demi ; on en cite même, et j'en ai connu plusieurs dans ce cas, qui ont senti des mouvements dès la fin du troisième mois. Mais, par opposition, on a vu des femmes qui, non-seulement ne sentaient remuer que beaucoup plus tard, mais qui même n'ont absolument rien senti, et n'en sont pas moins accouchées d'enfants forts et bien portants. D'où il faut conclure que si les mouvements sont un signe caractéristique de la grossesse, leur absence n'en est pas une preuve absolument négative.

Quoi qu'il en soit, du moment où les mouvements commencent à se manifester, ils sont d'abord faibles ; les femmes, comme elles le disent, croient sentir des pattes d'araignées ; puis, peu à peu, ils prennent plus de force jusqu'au moment de l'accouchement. Quelquefois, cependant, on les voit apparaître au terme ordinaire, puis cesser tout-à-coup pour quelque temps, même pour toujours. L'état de la santé de l'enfant influe tellement sur ses mouvements qu'on peut en général les regarder comme la mesure de l'état de cette santé. Tantôt ils sont très-forts, et la vue suffit pour les voir soulever les vêtements; tantôt, au contraire, ils sont très-faibles, et, pour en avoir la sensation, il faut appliquer une main sur un côté du ventre et frapper dans le sens opposé avec l'autre main.

Plusieurs accoucheurs, pour déterminer ces mouvements, ne se contentent pas de cette manœuvre méthodique, mais veulent qu'on applique brusquement sur le ventre la main froide et nue, ou même un tampon de linge imbibé d'eau vinaigrée froide. Cette application produit dans la température de la peau une transition subite qui réagit sur l'enfant et l'oblige à s'agiter comme convulsivement. Le moment où les mouvements de l'enfant se déclarent est, en général, celui où cessent toutes les autres incommodités attachées à l'état de grossesse.

Quant aux inductions tirées de l'état du pouls, et auxquelles les gens du monde croient que nous attachons une grande importance, elles sont complétement illusoires , et la croyance générale repose à cet égard sur un préjugé que quelques praticiens entretiennent sans pouvoir le justifier en aucune manière.

Tels sont , en général, les signes sur lesquels une femme peut avoir la plus grande présomption qu'elle est enceinte. Pour les personnes de la science il en est d'autres , comme l'examen intérieur des organes, l'application de l'oreille sur le ventre pour sentir les battements du cœur du fœtus et ceux du cordon, etc., etc. ; mais, écrivant principalement pour les femmes, je n'ai point à m'en occuper ici ; ils m'entraineraient dans des développements qui dépasseraient les bornes que je me suis assignées, et que m'impose la nature même de ce travail.

§ II.

DES SOINS QU'UNE FEMME ENCEINTE DOIT PRENDRE DE SA SANTÉ.

Quoi qu'en aient dit et que puissent en dire

quelques médecins, l'état d'une femme enceinte
ne constituera jamais par lui-même un état de
maladie ; car là où est l'exécution d'une fonction naturelle, il ne saurait y avoir maladie.

Mais cette fonction, comme tous les actes de
l'organisme, ne s'exécute régulièrement que
dans des conditions données, conditions dont
l'ignorance ou l'oubli peut toujours avoir des
suites d'autant plus défavorables que son exécution irrégulière peut compromettre la vie de
l'enfant en même temps que celle de la mère.

Les peuples de l'antiquité étaient tellement
convaincus des soins dont doit être entourée
une femme enceinte, qu'ils avaient établi des
lois qui la rendaient l'objet de la vénération
publique, quelquefois même d'un véritable culte
religieux. A Athènes, le meurtrier échappait au
glaive de la justice s'il parvenait à se réfugier
dans la maison d'une femme enceinte ; chez les
juifs, elle pouvait manger des viandes défen-
dues. Les lois de Moïse portaient la rigueur
jusqu'à prononcer la peine de mort contre tous

ceux qui, par de mauvais traitements, faisaient
avorter une femme ; enfin, Lycurgue assimilait
les mères qui succombaient dans le travail de
l'enfantement aux braves morts sur le champ
de bataille, et leur accordait des inscriptions
sépulcrales.

Il n'est donc pas douteux que, si la grossesse
n'oblige pas toutes les femmes à avoir recours
à la médecine proprement dite, elle impose du
moins à toutes l'obligation de se soumettre,
non-seulement aux prescriptions générales de
l'hygiène, qui sont les lois de la santé et auxquelles peu de personnes ont le privilége de se
soustraire en vain, mais encore à quelques modifications importantes que leur position amène
dans l'observance de ces lois.

Cette vérité est surtout applicable aux femmes qui vivent dans le bruit et le tourbillon
des grandes villes où, par des excès et des
écarts de régime de tout genre, elles achètent
au prix de bien des peines et des fatigues les
douceurs de la maternité ; tandis que les fem-

mes de la campagne, sans être à l'abri de toute erreur et conséquemment de tout danger, trouvent ordinairement dans des goûts et des habitudes plus conformes au vœu de la nature, les moyens d'arriver sans accident au terme de leur grossesse.

Si l'indifférence que quelques femmes enceintes manifestent sur leur position n'était préjudiciable qu'à elles-mêmes, elles mériteraient moins de reproches; mais cette insouciance compromet la vie et la santé de leur enfant. Sans sortir du simple domaine des faits, voyons ce qui se passe journellement sous nos yeux : comparons les enfants d'une robuste villageoise à ceux qui naissent dans nos villes populeuses. Les premiers, sains et vigoureux, portent en général tous les attributs de la meilleure constitution; à quoi doivent-ils cet inappréciable avantage, sinon à la vie simple de leurs mères, que les passions, les écarts de régime, l'oisiveté ne viennent jamais troubler? Que trouve-t-on souvent, au contraire, au milieu de nos villes? dans la classe pauvre, des enfants scrofuleux, rachitiques, entachés en un mot de tous les vices d'une constitution détériorée ; dans la classe aisée, des enfants grêles, pâles et sur lesquels l'effroyable cortége des maladies nerveuses exerce de bonne heure sa faux destructive.

A la nécessité des soins dont je cherche ici, comme par un devoir de conscience, à faire ressortir l'importance, on objecterait vainement ce fait admis trop légèrement comme une vérité irrécusable, à savoir : que la grossesse a généralement des conséquences heureuses pour la santé de la femme ; à cela je répondrai que, s'il est bien vrai que beaucoup de femmes se portent mieux étant enceintes que dans l'état ordinaire, cela signifie tout simplement que chez ces femmes habituellement malades, le travail dont la matrice est alors le siége diminue momentanément le mouvement de désorganisation ou le rhythme vicieux dont quelques organes peuvent être atteints ; c'est le cas des

2*

femmes phthisiques et de quelques autres atteintes de cancer, de maladies nerveuses.

Mais en l'absence de toute maladie, c'est-à-dire dans l'état de santé, la grossesse est une fonction nouvelle qui, je le répète, sans constituer un état maladif, tend néanmoins toujours à troubler l'harmonie des autres fonctions, en même temps qu'elle expose par elle-même la femme à des chances de maladies qui lui sont inhérentes, comme des hémorrhagies, etc.

La question me semble par conséquent pouvoir être résolue en ces termes : de deux femmes également bien constituées et bien portantes, celle qui n'est pas enceinte a plus de chances de se maintenir en santé que celle qui l'est; mais une femme affectée d'une lésion organique, de phthisie, d'épilepsie, en devenant enceinte, acquiert pour tout le temps de sa grossesse des probabilités de vie qu'elle n'avait pas avant, sauf à voir, après ses couches, sa maladie marcher avec une nouvelle intensité, comme nous le dirons plus tard.

Examinons maintenant comment une femme doit régler ce qui a rapport à sa nourriture, à ses exercices, ses vêtements, ses sensations, son habitation, et dans quelle mesure elle doit user de la saignée, des bains, des purgatifs, des lavements.

Nourriture. — Pendant le temps de sa grossesse, une femme doit, sinon se restreindre de sa nourriture habituelle, du moins la régler sur un nouveau plan. Elle doit manger souvent, mais peu à la fois, ne faire usage que d'aliments légers, simples, d'une facile digestion et contenant beaucoup de matière nutritive sous un petit volume. Le préjugé qui consiste à forcer une femme enceinte à manger plus que dans l'état habituel, sous le prétexte qu'elle doit manger pour deux, est éminemment pernicieux, surtout dans le début de la grossesse, alors que l'estomac est sympathiquement irrité, car cette surcharge de l'estomac est presque toujours suivie de vomissements, de coliques ou de diarrhée.

Celle qui est d'une constitution faible peut se permettre une nourriture tirée pour la plus grande partie du règne animal, surtout des viandes grillées ; mais celle qui jouit d'une forte constitution, qui est robuste et sanguine, doit accorder la préférence aux substances végétales, parce que, contenant, à volume égal, beaucoup moins de principes nutritifs, elles sont plus propres à diminuer ou à prévenir la pléthore extrême qui est toujours la source de mille incommodités, quand elle n'expose pas à de graves accidents. C'est surtout dans ces cas que les viandes salées, épicées, doivent être évitées, tandis que les mets gélatineux, si propres à maintenir le ventre dans un état convenable de liberté, doivent être préférés.

Quant aux boissons, c'est à l'habitude et à la constitution à en régler le choix. Ainsi, il y aurait de l'inconvénient pour la femme qui est habituée à quelques boissons excitantes à s'en priver tout-à-coup. Mais si celle-ci en peut continuer un usage modéré, à combien de dangers ne s'exposerait pas celle qui, joignant à un défaut d'habitude, une constitution nerveuse, aurait l'imprudence de s'y adonner, non-seulement sans mesure, mais même avec quelque réserve. Je fais, bien entendu, une exception pour le café, et même le thé au lait, qui forment le déjeûner habituel d'un très-grand nombre de femmes, et que plusieurs accoucheurs proscrivent, à mon avis, sans motif plausible, car leur privation peut être plus pénible que leur usage ne peut devenir dangereux.

Exercices. — Le plus simple raisonnement, le seul bon sens, doivent faire prévoir que les femmes enceintes doivent s'interdire les exercices qui occasionnent des mouvements trop brusques, des secousses violentes, comme l'équitation, les sauts, même la danse, telle qu'elle est aujourd'hui, le galop, par exemple. Ces exercices peuvent être très-nuisibles à toutes les époques de la grossesse, et plus particulièrement vers la fin.

Il n'en est certainement pas de même des exercices modérés ; aussi les femmes enceintes peuvent-elles, doivent-elles même continuer à s'occuper des soins de leur maison. Celles que leurs travaux habituels condamnent à être constamment assises, feront bien alors de faire de fréquentes promenades à pied, à l'air libre, surtout quelques instants après le repas.

Comme les femmes enceintes ont, en général, surtout à une époque un peu avancée de leur grossesse, une assez forte propension au sommeil, elles auraient le plus grand tort de chercher à vaincre cette disposition : le repos des organes a pour but de favoriser le développement du fœtus. Leur lit doit être plutôt ferme que trop mou, car les lits trop mous ont le double inconvénient de favoriser des sueurs affaiblissantes, et de disposer aux pertes. Le lit doit, autant que possible, être placé dans une chambre vaste et aérée, et non dans un lieu étroit et renfermé, comme au fond d'une alcôve où l'air ne se renouvelle que difficilement.

Vêtements. — Le mot enceinte par lequel on désigne une femme qui a conçu, pris dans son sens originaire, veut dire tout simplement *sans ceinture*. En effet, chez les Romains, les femmes étaient dans l'habitude de se serrer ou ceindre le corps au-dessous des seins avec une ceinture, qu'une loi positive les obligeait de quitter dès le moment qu'elles avaient la certitude d'avoir conçu. Il existait aussi à Sparte une loi qui ordonnait aux femmes, dans la position qui nous occupe, de porter des vêtements très-larges, c'est-à-dire incapables de causer le moindre préjudice au libre développement de l'objet précieux dont la nature les a rendues momentanément dépositaires.

On pressent donc de suite que je veux interdire aux femmes enceintes l'usage des corsets à baleines, surtout à busc. Si l'abus de ces corsets a des inconvénients en toutes circonstances, il doit nécessairement avoir des dangers spéciaux pour elles. Ces corsets ont, en effet, durant la grossesse le dangereux inconvénient d'exercer une pression considérable sur les seins, d'aplatir le mamelon ou de nuire à son libre développement, d'augmenter la sensibilité déjà naturellement accrue de l'organe sécréteur du lait, et finalement de le rendre de moins en moins propre à remplir l'importante fonction à laquelle il est appelé.

Si de l'action nuisible que les corsets baleinés exercent sur les seins, nous passons à la pression qu'ils exercent aussi sur le ventre, nous sommes également forcés de reconnaître que cette pression doit aussi de toute nécessité, ou s'opposer au développement de la matrice, ou la forcer à s'accroître dans une direction vicieuse. Plus d'une fois il a été constaté que la mauvaise conformation d'un enfant ne pouvait raisonnablement être attribuée à aucune autre cause qu'à la compression intempestivement exercée sur lui : l'avortement peut très-souvent en être la suite. Pour s'en convaincre, il suffit de réfléchir aux nombreux accidents de ce genre qui arrivent aux jeunes filles qui ne reculent devant aucune gêne pour dérober leur malheur à tous les yeux.

En proscrivant les corsets armés de buses et de baleines, comme les femmes en portent le plus ordinairement, je ne prétends pas dire que les femmes enceintes doivent renoncer aux moyens de soutenir leurs formes, en leur donnant un appui dirigé dans le sens de celui qu'elles trouvaient dans l'usage habituel du corset; mais je veux dire seulement que les corsets doivent alors être simplement composés d'un tissu souple, élastique, et disposés de telle sorte que, ne gênant en rien les seins, ils exercent de bas en haut, sur le ventre, une compression uniforme, suffisante pour le soutenir, mais incapable d'opposer la moindre résistance à l'accroissement régulier de la matrice. J'ai chez moi plusieurs modèles de ces corsets, qui s'approprient à tous les cas, et remplissent parfaitement les diverses indications que je viens de signaler.

Il n'est pas moins dangereux, surtout vers

les derniers mois de la grossesse, de comprimer les membres inférieurs, aux environs des articulations, au moyen de jarretières ou trop peu élastiques ou trop serrées ; par là on serait sûr d'augmenter la disposition que les cuisses et les jambes ont à s'engorger et à se couvrir de varices par le fait naturel de la pression que la matrice exerce alors sur l'origine des vaisseaux sanguins et lymphatiques qui, du bassin, se rendent aux parties inférieures du corps.

Les chaussures trop étroites ont aussi de très-grands inconvénients, premièrement parce qu'elles rendent la marche peu sûre et exposent aux chutes dans un moment où les plus légères peuvent avoir les suites les plus graves, secondement parce qu'elles forment un obstacle à l'ascension du sang veineux et à l'action naturelle des vaisseaux lymphatiques.

Sensations. — Pour quiconque a vécu auprès des femmes enceintes, il est bien évident que leurs sensations, leur sensibilité, et par suite, leur intelligence sont puissamment mo-

difiées par leur position. Leur susceptibilité
est accrue, et toutes les impressions qu'elles
reçoivent sont plus fortes ; leur jugement est
moins sûr ; elles ont moins de force dans leur
volonté, moins de constance dans leurs goûts.
Celles qui, dans le cours ordinaire de la vie,
sont les plus calmes et les plus réservées, sont
alors susceptibles d'éprouver des antipathies,
des aversions et de se livrer à des actes de colère que rien ne saurait justifier.

On a vu l'état de grossesse être accompagné d'un véritable accès de folie, folie qu'on
n'aurait pu attribuer à aucune autre cause,
puisqu'elle cessait immédiatement après l'accouchement. J'ai connu une jeune dame de
l'éducation la plus distinguée qui, pendant tout
le temps de sa première grossesse, avait tellement pris en aversion sa mère, laquelle l'avait
élevée de la manière la plus douce et qu'elle
chérissait d'ailleurs, qu'on fut obligé de l'en
tenir éloignée ; à sa deuxième grossesse, cette
aversion se porta sur son propre mari qui,

averti , eut le bon esprit de se soumettre.

Une femme enceinte doit donc être, pour les
personnes qui l'entourent, l'objet d'une attention particulière, quelquefois même minutieuse
au sujet de tout ce qui a rapport à ses facultés
intellectuelles. Les inquiétudes continuelles
dans lesquelles la placent les incommodités
toujours croissantes de sa position, les privations de tout genre qu'elle est obligée de
s'imposer. L'incertitude sur l'issue de sa grossesse, l'attente de la douleur, les inquiétudes
anticipées de l'état de mère et, chez un si
grand nombre, la crainte ou la certitude d'un
abandon, ne sont-ce pas là, sans en chercher
ailleurs, des raisons capables d'expliquer la
position insolite dans laquelle la femme se
trouve alors placée.

On doit donc prévenir ou éloigner d'elle
tout ce qui pourrait augmenter sa susceptibilité
toutes les émotions pénibles, ne lui fournir aucun sujet de frayeur, lui apprendre avec mé-

nagement les bonnes comme les mauvaises nouvelles ; il faut aussi soustraire à ses regards tous les objets capables d'affecter son imagination, comme les morts, les convois funèbres, les scènes tragiques, le spectacle des personnes mutilées ou affectées de maladies dégoûtantes.

Au nombre des excitations cérébrales qui peuvent porter atteinte à la santé d'une femme enceinte et à celle de son enfant, il est encore de mon devoir de signaler les jouissances sexuelles fréquemment répétées. Dès l'instant où une femme a acquis la certitude de sa grossesse, elle devrait ne pas oublier que, le but de la nature étant atteint, de nouvelles approches peuvent, dans bien des cas, devenir funestes par les mouvements tumultueux auxquels elles entraînent ordinairement. D'ailleurs, quelques précautions qu'on puisse prendre à cet égard, l'acte conjugal est toujours accompagné d'une irritation des parties génitales qui, attirant le sang vers l'utérus, peut déterminer un écoulement sanguin susceptible d'entraîner le produit de la conception.

Les accoucheurs sont tous d'accord sur ce point; plusieurs vont même jusqu'à attribuer à cette cause le plus grand nombre des avortements qui ont lieu. Des époux prudents, sans renoncer tout-à-fait à satisfaire des désirs qu'il serait quelquefois plus dangereux encore de maîtriser d'une manière absolue, doivent donc apporter à cet égard toute la réserve et les précautions convenables, et avoir présente à l'esprit la maxime d'un poëte ancien (Scévole de Ste-Marthe), renfermée dans ces quatre vers :

> Pour conserver le fruit de vos premiers plaisirs,
> Réprimez désormais vos amoureux désirs,
> Au feu qui vit en vous, un nouveau feu peut nuire,
> Et ce qu'amour a fait, amour peut le détruire.

Quant à la croyance dans laquelle on est généralement que l'imagination d'une femme peut avoir une telle influence sur l'enfant qu'elle porte, que lorsqu'elle désire ardemment quelque chose, en un mot, qu'elle a une envie ou qu'elle est effrayée par un objet quelconque, il se forme une difformité ou une tache semblable à l'objet de ses désirs ou de sa frayeur sur la partie de son enfant qui correspond au point de son corps qu'elle touche immédiatement, je la regarde et la donne comme un préjugé ridicule que les gens sensés ne sauraient trop combattre.

Ainsi, les prétendues *envies* de fraises, de framboises, de mûres, de vin, de foie de veau, etc., etc., dont quelques enfants offrent l'aspect à leur naissance, ne sont autre chose que des altérations de la peau auxquelles l'amour du merveilleux donne une origine bizarre, et qui s'expliquent par des raisons toutes naturelles. Il n'est toutefois pas impossible que les vives agitations qu'éprouverait une femme dans une violente frayeur, dans une attaque d'apoplexie, un accès d'épilepsie, n'exercent une influence défavorable sur le fœtus, et qu'il n'en porte les traces sur les membres ou toute autre partie du corps.

Que ce soit là le résultat d'une pression mécanique, ou bien que le système nerveux violemment agité soit l'agent de transmission de l'impression fâcheuse, les enfants qui naissent difformes ou malades sont malheureusement trop communs pour qu'on puisse nier cette possibilité; mais il y a loin de là à tout ce qu'on raconte d'extraordinaire à ce sujet. Les médecins qui enregistrent les faits de ce genre feraient bien mieux de chercher à les expliquer par les lois ordinaires de la physique ou de l'organisme vivant, que de les livrer sans commentaire à la curiosité du public, que le défaut de connaissances suffisantes entraîne toujours dans un sens opposé à la vérité.

Saignées, bains, purgatifs. — On croit généralement que toutes les femmes enceintes ont besoin d'être saignées; c'est une erreur que quelques médecins et un grand nombre de sages-femmes partagent, mais que ne justifient ni le raisonnement ni l'expérience. En effet, sur quoi se fonderait cette opinion : sur ce que les règles étant alors supprimées, l'économie en reçoit un surcroît de vitalité dont la saignée peut seule prévenir les conséquences fâcheuses ? On oublie, dans cette explication, que si les règles sont supprimées, le produit en est appliqué par la nature à la nutrition de l'enfant ; par conséquent l'équilibre se trouve maintenu.

L'état actuel de nos connaissances, basé sur une étude approfondie des lois de l'organisme, et réglé par l'observation, veut donc qu'on s'abstienne de la saignée tant qu'une femme enceinte n'éprouve aucun accident, et qu'aucune circonstance positive ne la prescrit rigoureusement. Mais si elle est d'un tempérament sanguin, qu'elle éprouve des insomnies, des saignements de nez, qu'elle ait en même temps le pouls plein, fort, accéléré, une saignée, quelquefois répétée à de légers intervalles, doit lui être pratiquée, à quelque époque que ce

soit de sa grossesse; il en est de même à l'occasion de toutes les maladies qui exigent ordinairement la saignée. Dans ces cas je l'ai vue
rarement avoir par elle-même des suites dangereuses.

Enfin, quoique la saignée du pied soit, dans
le plus grand nombre des cas, exempte de
dangers, il est toujours prudent de s'en abstenir; ses bons effets sont rarement aussi as-
surés et aussi prompts que la saignée du bras,
et ses mauvais toujours plus à craindre.

Si de la saignée nous passons aux bains,
nous devons également reconnaître qu'il est
difficile d'établir à leur égard des règles inva-
riables; tout dépend des circonstances dans
lesquelles se trouve placée la personne. Chez
les femmes qui ont beaucoup d'embonpoint,
d'une constitution molle, lymphatique, les
bains tièdes ne pourraient qu'accroître les inconvénients attachés à cette constitution; aussi
ne doivent-ils être employés que comme
moyen de propreté, et même il est souvent

utile de les rendre un peu stimulants par l'addition d'une , ou même de plusieurs poignées de sel, ou de quelque substance aromatique, et surtout de les prendre à une température peu élevée.

Lorsque, au contraire, une femme est d'un tempérament nerveux , comme la grossesse augmente toujours son irritabilité , les bains tièdes lui conviennent parfaitement et deviennent, dans bien des cas, les meilleurs antispasmodiques qu'on puisse employer. J'ai conduit plusieurs fois au terme de leur grossesse, par des bains souvent répétés, des femmes qui avaient fait plusieurs fausses couches sous l'influence d'un état habituel d'irritabilité contre lequel les autres ressources de la médecine avaient échoué.

En général, les moments de la grossesse où les bains sont le mieux indiqués, sont le premier et le dernier mois. Dans le premier, ils dissipent le spasme et calment le premier effet direct ou sympathique de la matrice ; dans le dernier ils disposent les parties à une plus grande extension et préviennent la résistance ou la rigidité de l'orifice de l'utérus, et même des parties extérieures. Les bains de pieds peuvent aussi être pris dans les cas qui les ré-clament, mais il est toujours prudent de ne les employer qu'avec une extrême circon-spection.

Il en est de même des purgatifs, mais les vomitifs doivent être soigneusement proscrits ; les secousses qu'ils occasionnent ne peuvent qu'être nuisibles. Les cas d'empoisonnements pourraient seuls permettre rationnellement leur emploi, car s'il est bien vrai qu'on voit de malheureuses femmes employer les vomitifs les plus énergiques pour se faire avorter, sans réussir , il n'en reste pas moins établi non plus, par le raisonnement et par l'observation, que les vomitifs sont d'un emploi dangereux dans la circonstance qui nous occupe.

Enfin, une femme enceinte doit prendre des lavements ; en tenant l'intestin libre elle préviendra les effets de la constipation, assez souvent inhérente à sa position, effets qui sont d'augmenter la gêne que l'utérus plein exerce inévitablement sur la circulation des membres inférieurs. J'en conseille fréquemment l'usage et on s'en trouve toujours d'autant mieux qu'on approche davantage du terme.

CHAPITRE III.

DE L'ACCOUCHEMENT.

DE L'ÉPOQUE OÙ IL A LIEU, DES SIGNES QUI L'AN-
NONCENT, ET DES CONNAISSANCES QUE TOUTES
LES FEMMES DEVRAIENT AVOIR POUR ÉVITER LES
SUITES FUNESTES DE TOUTE IMPRUDENCE COM-
MISE DANS LE COURS DES COUCHES.

---

§ Ier.

DES SIGNES QUI ANNONCENT L'ACCOUCHEMENT, DES PRÉ-
CAUTIONS QUE SON IMMINENCE IMPOSE ET DES SOINS QU'IL
EXIGE.

Si toutes les femmes se persuadaient bien
de l'indispensable nécessité des précautions,
d'ailleurs assez peu pénibles, que leur impose
la grossesse, elles arriveraient presque toujours

sans accident au bout des neuf mois qui en forment le terme.

Mais la fin de la grossesse, ou, ce qui est la même chose, l'époque de l'accouchement est-elle donc fixée d'une manière tellement invariable que la nature ne reste jamais au-dessous des limites qu'elle s'est prescrites, et ne lui arrive-t-il jamais de les dépasser? en un mot, neuf mois forment-ils toujours l'intervalle qui sépare le moment de la conception de celui de la délivrance?

Durée de la grossesse. — Cette question, qui se rattache si intimement à l'ordre public et au bonheur des familles, et qui intéresse surtout à un si haut degré l'honneur des femmes, mérite de ma part surtout un examen attentif et développé. Or, pour la résoudre, je commencerai par demander avant tout s'il existe dans la nature un seul phénomène qui, dépendant des lois de la vie, soit absolument invariable, quant à l'époque de son apparition et quant à sa durée.

Non, me répondra-t-on ; il n'en est aucun qui ne soit sujet à varier, même observé chez des individus absolument semblables, et placés dans des circonstances parfaitement identiques. Dans l'espèce humaine, la dentition, la puberté, la menstruation, la cessation des règles sont souvent hâtées ou retardées d'une manière remarquable.

Or, si telle est l'inconstance de la nature dans la production et dans la durée des différents phénomènes liés aux actes de la vie, pourquoi supposerait-on que , seule parmi toutes les autres fonctions périodiques , la gestation fût immuable dans sa durée? Ne voyons-nous pas tous les jours des fruits qui persistent verts sur l'arbre que les autres fruits leurs voisins, parvenus à la maturité dans le temps ordinaire, ont abandonné depuis long-temps. La fécondation de toutes les fleurs a cependant eu lieu à la même époque. Comment se fait-il que ce fruit seul ait mûri lente-ment ?

Sans sortir de notre sujet, les variations dans la portée de nos animaux domestiques, si bien attestée par l'observation journalière des habitants les moins attentifs de nos campagnes, ne nous autorisent-elles pas à conclure par analogie en faveur d'une variation dans le terme de la grossesse chez la femme? Oui, sans doute, et cette comparaison ne peut avoir rien de choquant ; car la nature n'a dans les phénomènes qui président à l'entretien de la vie des êtres organisés et à la reproduction des espèces, qu'un même but, qu'une seule marche.

Ainsi donc, voilà, certes, plus de raisons qu'il n'en faut, non-seulement pour établir la possibilité de l'accouchement en dehors du temps qui lui est propre, mais encore pour détruire tout ce que pourrait avoir de merveilleux et de surnaturel une variation dans le terme de la gestation. A ces raisons, d'ailleurs, se joignent des observations authentiques, des faits irrécusables, qui suffiraient à eux seuls pour détruire toute incertitude à cet égard. On trouve, en effet, une foule d'exemples d'accouchements précoces et tardifs dans les ouvrages des différents auteurs qui ont étudié la question comme accoucheurs ou comme médecins-légistes. Commençons par les naissances précoces, qui intéressent en ce sens surtout que leur possibilité peut être invoquée pour mettre à l'abri l'honneur d'une femme qui, accouchant au bout de sept ou huit mois, pourrait être soupçonnée s'être mariée étant enceinte.

Naissances précoces. — Les cas les plus saillants que je connaisse d'accouchements précoces sont ceux que rapporte le professeur Fodéré (*Dictionnaire des sciences Médicales*, article Naissance) d'une dame qui devenait enceinte aussitôt après ses couches et qui accouchait régulièrement à sept mois révolus, sans accidents préalables, sans hémorragies, et offrant tous les phénomènes de l'accouchement naturel et à terme. Ses enfants étaient bien conformés, et offraient l'apparence oidinaire de ceux qui naissent à neuf mois. Tel est encore l'exemple que cite Lamotte (*Traité des Accouchements*) d'une dame qui accouchait à sept mois, et dont les filles, chose bien extraordinaire, offraient la même singularité.

Le docteur Lobstein, professeur à la Faculté de Strasbourg, et accoucheur en chef de l'hospice civil de cette ville, a trouvé (*Observations d'accouchements*) que, sur sept cent douze accouchements qui eurent lieu dans ses salles, du 22 mars 1804 au 31 décembre 1814, soixante-sept devancèrent le terme ordinaire. L'examen du registre des accouchements de la maison de Paris, dite la *Maternité*, donnerait assurément des résultats semblables.

J'ai connu une dame des environs de Versailles, forte, sanguine et dans la force de l'âge, qui a eu deux couches en seize mois. La première fois, elle avait toutes les raisons possibles de croire qu'elle n'était enceinte que de sept mois. La seconde, elle avait la persuasion de n'avoir pu concevoir qu'un mois juste après ses couches. Ses deux enfants offraient la plus belle constitution, et personne n'eût hésité à croire qu'ils étaient nés à terme.

Naissances tardives.—Quant aux naissances tardives, comme dans un grand nombre de cas elles n'intéressent pas seulement l'honneur de la femme, mais qu'elles deviennent encore très-souvent une importante question de fortune, comme point de départ d'un héritage, nous en rapporterons également plusieurs exemples.

M. le professeur Chaussier, ex-médecin en chef de la Maternité, a rapporté le cas suivant, dans les savantes leçons de médecine légale qu'il faisait au collége de France. Une dame était atteinte d'une folie bien caractérisée et dûment constatée. On persuade à son mari qu'elle pourrait guérir si elle devenait enceinte. Dans cet espoir, il l'approche une seule fois et en note exactement l'époque. Cette

dame devint effectivement enceinte et fut sé-
questrée pendant tout le temps de sa grossesse ; elle n'accoucha cependant que deux
cent quatre-vingt-dix-sept jours, c'est-à-dire
neuf mois et vingt-sept jours après celui que
le mari avait noté.

Un autre exemple qui est dû à notre savant
et regrettable maître, M. le docteur Maygrier,
et se trouve consigné dans une thèse soutenue
en 1820 ; le voici : Mlle ***, n'ayant jamais
quitté sa mère et jouissant d'une bonne santé,
se maria, dans le commencement de l'année
1810, à un individu jeune et bien portant qui,
après cinq mois de mariage, fut obligé de s'ab-
senter de Paris. Il resta huit mois éloigné de
sa femme, dans l'impossibilité absolue d'avoir
avec elle la moindre communication. A son retour, il la trouva enceinte et tout annonçait
une grossesse dont le commencement paraissait
correspondre parfaitement avec le moment de
son départ.

Cette dame vivait paisiblement au milieu de

sa famille, attendant avec impatience le mo
ment de sa délivrance. Des douleurs se manifestèrent vers l'époque de neuf mois. Un grand
état de pléthore exigea une saignée et arrêta
les douleurs. Tout resta calme pendant qua-
rante-cinq jours, quand enfin le travail se déclara trois cent seize jours après l'époque pré-
sumée de la conception. L'accouchement se
termina heureusement, et cette dame mit au
monde une fille dont la conformation n'offrit
rien d'extraordinaire, mais dont le poids était
de huit livres. M. Maygrier a revu cette dame
pendant plus de dix ans, et dans cet intervalle, comme pendant sa grossesse, il ne s'est
élevé aucun soupçon sur sa conduite.

A ces faits irrécusables, auxquels j'en pourrais joindre plusieurs que j'ai moi-même observés dans ma maison d'accouchements, on
doit ajouter celui que le professeur Fodéré a
remarqué sur sa propre femme qui, trois fois
successivement, est accouchée à dix mois et
demi.

Il n'est donc pas douteux que si l'espace de neuf mois est le temps le plus ordinaire de la grossesse, ce temps n'est cependant pas tellement fixe qu'il ne puisse varier quelquefois en plus ou en moins ; et, dussent les causes de cette variation être considérées comme inconnues, les raisons qui militent en faveur de sa possibilité n'en seraient pas moins suffisantes pour ne laisser aucun doute à son égard dans les esprits exempts de prévention.

Durée légale. — Nos lois sont à ce sujet d'une sagesse extrême : elles admettent comme légitimes tous les enfants qui naissent dans l'intervalle qui sépare le cent quatre-vingtième jour du trois centième, ou, en d'autres termes, du sixième au dixième mois, à compter du moment présumé de la conception. Cette disposition est peut-être un peu indulgente pour les naissances précoces et sévère pour les naissances tardives, car il y a très-peu d'enfants qui naissent naturellement à six mois et beaucoup qui naissent après dix ; mais le législateur a cru devoir prendre un juste milieu entre la crainte de porter atteinte à l'honneur d'une femme et aux droits de son enfant, et celle de favoriser les manœuvres du crime et de l'ambition. D'ailleurs l'article 315 du Code Napoléon étant ainsi conçu : La légitimité de l'enfant né trois cents jours (ou dix mois) après la dissolution du mariage pourra être contestée, il est évident que si personne ne conteste cette légitimité, l'enfant jouira pleinement de ses droits.

Quoi qu'il en soit de ces dispositions, que je n'ai examinées avec quelque détail que pour montrer aux femmes sûres de leur conduite jusqu'où vont leurs droits, il n'en est pas moins vrai que la fin du neuvième mois étant le terme ordinaire de la grossesse, toute femme enceinte doit se tenir prête pour cette époque. Aussi doit-elle s'assurer d'une nourrice si elle n'est pas disposée à nourrir son enfant, et préparer ce qu'on nomme communément sa layette (1). D'ailleurs la nature semble tout disposer quinze jours et même plus avant l'accouchement.

Signes auxquels une femme doit pressentir qu'elle va accoucher. — Un des premiers signes qui dénotent la proximité du travail consiste dans un état d'anxiété et d'abattement, des pressentiments sinistres, des frissons irréguliers, une plus grande difficulté, souvent même une impossibilité de marcher ; puis viennent l'aplatissement du ventre, l'écoulement plus ou moins abondant de mucosités par les parties génitales, la constipation ou la diarrhée, l'incontinence d'urine ou la difficulté

---

(1) Quand je suis consultée ou chargée de procurer cette layette, voici comment je la compose pour les positions moyennes de fortune : 12 chemises à brassières en toile, dont 6 un peu plus grandes que les autres ; 12 brassières, dont 6 en laine et 6 en piqué blanc ; 2 douzaines de couches en toile ; 6 langes de laine et 6 de coton ; 12 béguins de toile fine pour appliquer immédiatement sur la tête ; 6 calottes en flanelle ; 12 bonnets ; 12 mouchoirs ; 6 grandes robes pour recouvrir le tout, 1 et même 2 pelisses appropriées à la saison.

d'uriner, une pesanteur incommode vers le siége. Ces signes se changent en certitude quand indépendamment des phénomènes que je viens de relater, il se fait sentir des frémissements dans le col utérin et un peu de tension. Enfin le travail est hors de doute et se caractérise pour la femme par les trois phénomènes suivants : 1° la douleur ; 2° l'écoulement de glaires sanguinolentes ; 3° la formation et la rupture des eaux.

Aussitôt que la première douleur se déclare, la femme doit, indépendamment du soin qu'elle a eu de garnir le milieu du lit dans lequel elle doit passer le temps de ses couches, pour ne pas tacher de sang ses matelas, faire disposer celui sur lequel elle va accoucher. En France, ce lit, qu'on nomme communément *lit de misère*, est tout simplement un lit de sangle garni de deux matelas dont le supérieur est plié en deux pour tenir le siége élevé, et recouverts, surtout celui de dessous, de plusieurs draps pliés en quatre pour recevoir le sang qui, même dans les cas ordinaires, coule toujours en abondance.

La douleur est tout à la fois le plus sensible et le plus important phénomène du travail. Elle dépend uniquement des contractions de la matrice qui tend à se débarrasser du fœtus qu'elle contient. Dans le commencement, elle est faible, courte et passagère, ne se fait sentir qu'à de grands intervalles. Jusque-là elle n'est que préparatoire : on l'appelle ordinairement *mouches*. Plus tard elle augmente d'intensité, elle est durable ; les instants de repos sont plus courts ; la femme se livre alors à des agitations plus ou moins désordonnées ; elle pousse des cris perçants ; le travail non-seulement marche, mais il est déjà avancé.

Il ne faut pas confondre ce premier symptôme de l'enfantement avec ce qu'on nomme *fausses douleurs*. Ces fausses douleurs, effectivement, ne dépendent jamais des contractions de la matrice. On les reconnaît en ce qu'elles ne laissent jamais de calme parfait, qu'elles tourmentent la femme et la jettent dans un état d'abattement qui lui fait craindre pour ses jours. Elles diffèrent encore des vraies douleurs en ce qu'elles vont se perdre vers le nombril et non vers le siége, et qu'elles ne coïncident pas avec la raideur et la dilatation du col utérin. Elles tiennent souvent à une suppression d'urine, à une grande constipation, à des gaz qui distendent l'intestin ; de là la nécessité de prendre un et même deux lavements aussitôt que le travail commence.

Travail de l'accouchement. — Comme il n'est pas de mon sujet de décrire ici le mécanisme de l'accouchement en en suivant pas à pas les diverses phases, je me contente de dire que le travail de l'enfantement n'est qu'une suite de contractions dont l'intensité et la durée augmentent depuis le commencement jusqu'à la fin, et dont les effets deviennent de plus en plus sensibles, et pour la femme qui souffre, et pour la personne qui l'assiste. Sur la fin de ce travail remarquable par la rapidité avec laquelle les douleurs se succèdent, celles-ci sont fortes et longues ; la femme, qui jusque-là avait cherché à les maîtriser, semble ne plus rien craindre et tend à les rendre fructueuses.

C'est alors qu'il s'opère en elle une réaction générale, qu'on observe de la fréquence et de l'élévation dans le pouls ; la respiration est difficile, le visage fortement coloré, les yeux sont animés ; on remarque une chaleur générale et même de la sueur, souvent de l'incohérence dans les idées et un état de somnolence mêlé d'agitation. Au milieu de cet orage, une forte douleur rompt ordinairement les membranes, les eaux s'écoulent, le ventre s'affaisse un peu, et il survient un instant de calme et de repos ; mais bientôt de nouvelles douleurs se déclarent, le fœtus s'engage et s'avance dans l'excavation du bassin : c'est alors que surviennent des tiraillements dans les cuisses, les jambes, jusqu'aux pieds, de fréquentes envies d'uriner et d'aller à la garde-robe.

Sur ces entrefaites, la matrice continue de se contracter avec force, le fœtus va franchir le détroit inférieur, le périnée se tend ; la femme se livre à un dernier effort ; elle se cramponne, s'arcboute, jette un cri perçant et enfin accouche. Cette opération terminée, elle jouit d'un repos inexprimable, et commence à goûter la joie d'être mère. Cependant, quelque temps après, plus tôt ou plus tard, selon les circonstances, ce moment de repos est troublé par de nouvelles douleurs, mais bien moins fortes que les précédentes. Ce sont de nouvelles contractions de la matrice qui cherche à se débarrasser de l'arrière faix, autrement dit le *placenta* ou *délivre* ; masse spongieuse qui tient le fœtus attaché à la matrice et établit entre la mère et l'enfant la communication en vertu de laquelle ce dernier se nourrit.

Tel est le mode suivant lequel s'exécute cette grande et si importante fonction : les divers phénomènes qui la composent sont vraiment admirables, et quand on l'examine avec attention, ce qui est indispensable pour s'en faire une idée juste, on reconnaît que la prévoyance de la nature est sans bornes ; on est même étonné de la simplicité de la fonction en elle même. Car tout se réduit à une force expulsive, représentée par la matrice, qui s'exerce sur un corps représenté par l'enfant dont elle se débarrasse par ses contractions, et qu'elle chasse au-devant d'elle en lui faisant suivre les divers détours de la filière qu'il doit parcourir. Ce à quoi l'enfant est complétement étranger ; car, mort ou vivant, il arrive de la même manière.

Maintenant, quelle position doit prendre la femme dans le cours du travail ? Doit-elle se placer, dès les premières douleurs, sur le lit, ou bien ne s'y mettre qu'à la dernière extrémité ? Je partage plutôt cette dernière opinion, et je permets, je conseille même aux femmes que j'assiste, de marcher, de faire des mouvements tant que les forces ne les abandonnent pas, et qu'il n'est pas à craindre qu'on soit surpris par le passage brusque de l'enfant. En marchant, en s'agitant en pleine liberté, elles trouvent plus facilement une diversion à leurs douleurs, et je ne suis pas éloignée de croire que les contractions de la matrice se font ainsi dans une direction plus favorable.

Enfin, quelle conduite doit tenir auprès d'une femme qui accouche la personne, accoucheur ou sage-femme, qui est appelée à l'assister? Pour toute personne qui voit les choses telles qu'elles sont et ne cherche pas à exagérer le mérite des services qu'elle peut rendre, cette conduite, dans les cas ordinaires, est assez simple.

Elle consiste d'abord à s'assurer si la femme qui va accoucher a préparé tous les objets qui sont utiles pour elle et pour son enfant; puis à l'encourager avec douceur et bienveillance en s'assurant, pendant les fortes douleurs, de la marche du travail, de la position de l'enfant; puis, quand tout annonce que l'accouchement va avoir lieu, elle la fait placer sur le lit, se soumet complaisamment à ses caprices qui la portent, soit à s'arcbouter par les pieds sur les genoux de quelqu'un, soit à saisir la première personne venue par le cou, les bras.

Aussitôt que la tête se présente et va franchir l'orifice par lequel elle doit se faire jour, toute considération de la part de l'assistant doit alors céder à la crainte de voir les parties molles que la tête pousse en bas devant elle se rompre ou se déchirer ; aussi doit-il soutenir fortement cette partie par le rebord de la main gauche, même des deux mains fortement appliquées ; ceci est de la plus haute importance et constitue une manœuvre simple, mais dont l'inobservance a causé à plus d'une mère des désagréments qu'une femme peut seule apprécier.

Dès que la tête est sortie, il se fait un instant de repos pendant lequel le cou de l'enfant est embrassé par les parties qu'elle vient de franchir ; mais une nouvelle douleur fait exé-

cuter au tronc un mouvement en spirale, en
vertu duquel les épaules se dégagent et sont
bientôt suivies de tout le corps. Quand le passage des épaules est difficile, on le facilite en
passant les doigts indicateurs de chaque main,
sous forme de crochets, sous les aisselles de
l'enfant et en tirant légèrement à soi. Une fois
l'enfant sorti, on fait, avec un gros fil, deux
ligatures au cordon qui unit l'enfant à sa mère,
l'une à trois ou quatre travers de doigts du
nombril de l'enfant, l'autre à une distance
semblable de la première, puis on coupe ce
cordon avec des ciseaux entre les deux ligatures.

Délivrance. — L'enfant étant alors placé à
part et soigné comme nous le dirons plus tard,
la sage-femme ou l'accoucheur s'assure que le
sang ne coule pas trop et attend un quart-
d'heure, une heure, quelquefois deux, que de
nouvelles douleurs viennent chasser le *délivre;*
dont on aide la sortie par de légères tractions
faites sur le cordon dans une direction paral-

lèle à l'axe du canal qu'il doit parcourir ; puis, quand ce corps est sorti, on l'examine pour savoir s'il est intact, et on le dépose dans un vase de nuit pour le jeter aux lieux ou toute autre part. Si les douleurs de la délivrance se faisaient trop attendre, on les accélérerait par de légères frictions sur le ventre de l'accouchée.

Comme on le voit, en dehors des cas exceptionnels , qui heureusement sont beaucoup plus rares qu'on ne le croit communément, le ministère de la personne qui assiste une femme en travail d'enfant se borne à suivre attentivement la marche de la nature, à l'aider, si elle ralentit ses efforts, à prévenir les suites d'une marche trop précipitée, et à prodiguer à la femme qui souffre toutes les consolations qui peuvent modérer ses souffrances, auxquelles rien ne peut malheureusement la soustraire tout-à-fait.

Ce ministère, exercé par un homme ou par une femme, se bornât-il à cela, serait déjà, il me semble, digne du respect général ; mais il acquiert de nouveaux droits à l'estime publique quand on réfléchit qu'il peut, dans certains cas, par une manœuvre habilement exécutée, sauver la mère et l'enfant voués sans lui à une mort certaine.

§ II.

DE LA FAUSSE COUCHE ; DES CAUSES QUI PEUVENT L'OCCASIONNER ET DES MOYENS DE LA PRÉVENIR.

Dans tout ce qui précède nous avons admis que l'accouchement avait lieu *à terme*, c'est-à-dire au neuvième mois, à quelques jours près, de la grossesse ; mais, dans beaucoup de cas, il a lieu avant, l'enfant pouvant néanmoins très-bien vivre : ce qui constitue l'accouchement *précoce ;* ou bien à une époque plus ou moins rapprochée de la conception, mais l'enfant étant incapable de vivre : c'est ce qu'on appelle *fausse couche* ou bien avortement.

On doit donc entendre par les mots de fausse couche l'expulsion de l'enfant hors du sein de sa mère à une époque où il ne pourrait pas encore vivre.

Des causes de la fausse couche. — Cet accident survient plus souvent dans les trois premiers mois de la grossesse qu'à une époque plus avancée ; tous les accoucheurs et toutes les sages-femmes qui ont une pratique étendue sont d'accord sur ce point ; ceci s'explique naturellement par la faiblesse des adhérences de l'œuf à la matrice dans les premiers temps de la grossesse, et par l'arrivée plus abondante du sang vers cet organe pendant le moment qui correspond à celui où les règles devaient couler.

Toutes les personnes qui se livrent à la pratique des accouchements ont aussi observé que les fausses couches frappaient bien plus fréquemment sur les filles que sur les garçons.

Dans le monde on croit le contraire ; cette erreur tient uniquement à la difficulté qu'on a généralement à distinguer les sexes dans les premiers mois de la grossesse, où tous les enfants semblent être des garçons.

L'expérience prouve également que chez les filles mariées trop jeunes, la matrice, qui n'a pas encore acquis tout le développement nécessaire à l'extension qu'elle doit subir pendant la grossesse, tend à se débarrasser avant le terme. La même chose a lieu chez les filles mariées trop vieilles, par la raideur des fibres, qui ne permet plus à l'organe de s'étendre suffisamment. Les époques où les règles devaient couler sont aussi, comme nous venons de le dire, celles où l'accident qui nous occupe a souvent lieu.

Si l'embonpoint extrême, ou mieux la constitution sanguine, prédispose à la fausse couche par les fréquentes congestions sanguines dont l'utérus peut être le siége, la faiblesse de la femme, naturelle ou acquise, peut aussi empêcher la grossesse de parcourir ses périodes naturelles. Une nourriture trop peu abondante, les fatigues, les veilles continues et prolongées, les saignées trop souvent répétées, surtout sans nécessité, les hémorragies spontanées ou accidentelles sont autant de causes débilitantes qui ont une action funeste très-marquée sur le produit de la conception.

Les maladies que l'enfant peut éprouver dans le sein de sa mère occasionnent souvent l'avortement, surtout dans les premiers temps de la grossesse ; car, de même que les fruits, qui se flétrissent avant d'être développés, se séparent et tombent à la moindre secousse de la branche qui les supporte, de même le fœtus doit se détacher et être bientôt chassé hors du sein de sa mère quand il a cessé de vivre.

D'autres fois il ne meurt pas, mais il cesse de se développer, de sorte que, ne consommant qu'une partie du sang qui se porte vers l'utérus, la partie de ce sang qui est en excès

engorge les vaisseaux de cet organe et le con-
gestionne ; il entre en contraction après un
temps plus ou moins long, les membranes se
décollent et l'œuf est chassé. Il se passe à peu
près ici ce que nous voyons arriver lorsque le
nouveau-né ne peut consommer tout le lait sécrété par les mamelles : ces derniers organes
s'engorgent par l'afflux du liquide lorsqu'il ne
peut s'écouler au dehors.

Toutes les causes que nous venons d'énumérer ne sont que des causes prédisposantes;
celles qui occasionnent positivement la fausse
couche sont très-nombreuses. Parmi elles, on
peut ranger toutes les maladies convulsives,
comme l'hystérie, l'épilepsie, le tétanos, les
toux vives et opiniâtres, la colère, la frayeur,
l'asphyxie ; puis viennent tous les mouvements
exagérés et violents, tels que l'élévation des
bras, les bâillements, les rires ou les cris im-
modérés, la course, la danse, l'équitation, une
commotion électrique.

On attribue la même influence à une vie oisive passée dans les plaisirs, aux climats humides et malsains, aux maladies épidémiques telles que la peste, le choléra, aux saignées, aux bains entiers ou mieux ceux des pieds, aux violents purgatifs, aux vomitifs. Mais l'action de ces moyens est tellement incertaine à cet égard qu'on ne doit pas craindre de les employer dans le cours d'une grossesse, si une maladie l'exige ; seulement, il faut agir avec prudence.

Cette réflexion s'applique surtout à la saignée qui, dans bien des cas, faite avec mesure, loin de provoquer l'avortement, le prévient. On cite en effet des exemples de femmes qui ont été saignées dix, douze, quinze et même vingt fois, tant du bras que du pied, et qui n'en vont pas moins à leur terme. Il en est de même des purgatifs.

Puisque tant de causes peuvent déterminer les fausses couches, on est naturellement porté à croire qu'elles sont très-fréquentes. Eh bien ! il n'en est pas heureusement ainsi, car à l'hospice de la Maternité, on n'a observé que cent seize avortements sur vingt-et-un mille neuf cents accouchements ; au dispensaire de Westminster, cent quarante-sept femmes ont avorté sur cinq cent quinze ; et à Strasbourg, trente-cinq sur quatre cent vingt.

Ce qui prouve aussi que les fausses couches sont plus difficiles à provoquer qu'on ne le croit généralement, c'est qu'on a vu des femmes subir dans le cours de leur grossesse les plus graves opérations , comme l'amputation d'un membre, celle de la pierre, sans rien éprouver , et qu'on voit tous les jours les moyens que l'on pourrait croire les plus capables de faire avorter, et souvent les plus dangereuses et les plus criminelles manœuvres, être employés sans succès.

C'est ce qu'on ne saurait trop répéter à tant de malheureuses jeunes filles qui, dans la coupable espérance de cacher une faute, emploient tout ce que leur suggèrent de perfides conseils et n'en retirent d'autre résultat que de souffrir pour le moment et d'altérer profondement leur santé pour la suite.

Signes qui font pressentir la fausse couche. — Ces signes varient suivant l'époque de la grossesse à laquelle l'accident a lieu. Dans le premier mois, mais surtout dans les vingt premiers jours, il arrive quelquefois que l'œuf, qui est encore d'un petit volume se détache et est expulsé en entier, sans douleur et sans grande perte de sang.

Le plus souvent, néanmoins, il y a des douleurs et une hémorragie accompagnée de caillots de sang dans lesquels l'œuf peut se trouver enveloppé et échapper à un examen peu attentif; c'est ce qui a surtout lieu lorsque les membranes étant rompues, l'embryon sort isolé du placenta. Aussi les femmes croient assez fréquemment n'avoir eu qu'un retard suivi d'un retour douloureux et plus abondant que de coutume de leurs règles, tandis qu'elles ont bien réellement fait une fausse couche.

Après le premier mois, à mesure que la grossesse avance, et que le volume du fœtus augmente, si l'accident arrive sous l'influence de maladies anciennes ou de causes lentes, on voit survenir les mêmes phénomènes se passant dans le même ordre que dans l'accouchement naturel. Les premiers symptômes qui peuvent se manifester, sans que pour cela la fausse couche ait nécessairement lieu, sont : une altération plus ou moins marquée dans la santé de la personne, consistant en tristesse, défaut d'appétit, fétidité de l'haleine, abattement général, lassitude, syncopes, frissons suivis de chaleur, palpitations, pâleur, gonflement des paupières, affaissement et flaccidité des seins, suivis de tiraillements dans les aines, dans les cuisses et dans les reins, puis, de coliques et de pesanteur dans le bassin.

C'est souvent alors qu'il survient une hémorragie plus ou moins abondante, puis des contractions et des douleurs utérines plus ou moins vives ; enfin la poche des eaux se forme, se rompt, et le fœtus est expulsé pour être bientôt suivi du placenta ou délivre. Mais souvent, dans les trois premiers mois, l'œuf sort tout entier ; on a aussi vu l'œuf sortir entier à quatre, cinq et même à six mois.

Tous ces phénomènes généraux n'ont pas toujours lieu lorsque la fausse couche résulte d'une cause mécanique violente ou instantanée. Alors quelques gouttes de sang se montrent, et les douleurs dans les lombes, dans les aines et dans le bassin sont les premiers signes de l'accident. Si le fœtus est mort, il est en général assez promptement expulsé. Les bonnes femmes disent que c'est au bout de neuf jours ; mais c'est tantôt bien plus tôt, tantôt bien plus tard.

Par tout ce que nous venons de dire, il est évident qu'il n'est pas toujours possible de savoir si la fausse couche va avoir lieu. La perte de sang, qui est un des signes les plus constants, n'est pas toujours un indice infaillible ; il en est de même des douleurs dans les lombes, dans les aines, et des coliques. J'ai remarqué qu'on peut regarder la fausse couche comme commencée lorsque les douleurs se succèdent régulièrement en se rapprochant de plus en plus les unes des autres, et en se dirigeant vers le fondement. Si l'écoulement des eaux a lieu en même temps, on ne doit plus conserver de doutes ; car il est extrêmement rare que l'accident ne survienne pas ; le contraire formerait un cas tout-à-fait exceptionnel.

Pour me résumer, je dirai : en général, les signes de l'avortement se rapprochent d'autant plus de ceux de l'accouchement que la grossesse est plus avancée ; il en est de même des suites, telles que l'écoulement des lochies, la sécrétion du lait et la fièvre qui la précède. Cependant, l'avortement, indépendamment des causes qui l'occasionnent et qui peuvent être très-graves, est toujours plus dangereux que l'accouchement à terme, et ses dangers s'accroissent toujours, à mesure qu'on approche de ce terme.

Moyens de prévenir la fausse couche. —
Prévenir une fausse couche n'est assurément
pas chose facile, car il faudrait connaître avant
tout la cause qui peut l'occasionner. Une
femme enceinte a-t-elle déjà fait une ou plusieurs fausses couches sans avoir été en butte
à de graves accidents ? il faut qu'elle cherche
si, dans ses habitudes, il n'y aurait pas quelque chose qui pût l'expliquer. Mène-t-elle une
vie molle, consumée dans les plaisirs et les
veilles ; a-t-elle des mœurs sédentaires et retirées ? qu'elle change ses habitudes, qu'elle
mène une vie active à la campagne, qu'elle
cherche dans les soins que demande son
ménage d'utiles et d'agréables distractions.

Une femme, au contraire, est-elle forte et
sanguine ? elle ne doit pas hésiter à se faire
saigner ; mon expérience m'a démontré que
cette saignée, pratiquée quelques jours avant
l'époque qui correspond à celle où les règles
devaient couler, est alors très-avantageuse
Si, malgré ces précautions, quelques-unes des

signes que j'ai précédemment énumérés surviennent, elle fera bien de se soumettre à l'examen d'une personne de l'art qui reconnaîtra souvent, ou bien que la matrice est abaissée, ou bien que la rigidité de ses fibres s'oppose à son extension, ou bien enfin, que le relâchement de ces fibres n'oppose pas une résistance suffisante au développement du fœtus.

Dans le premier cas, cette personne prescrira le repos et une position qui permette à la matrice de reprendre sa place habituelle; dans le second cas, les bains tièdes, les fomentations et les injections émollientes, même les saignées du bras ou les sangsues au fondement ou aux cuisses, seront utilement conseillés; dans le troisième cas, on ordonnera un régime tonique, les bains froids, les injections aromatiques et astringentes; et tous les moyens de relever l'économie, et en particulier l'utérus, de la faiblesse où ils semblent être plongés.

Si la personne de l'art reconnait une insertion du placenta sur le col, et, par suite de son décollement, s'il survient une perte, il sera le plus souvent impossible d'arrêter la marche de la fausse couche ; mais par le repos, par quelques petites saignées révulsives, des boissons froides et astringentes et des injections de même nature, il sera quelquefois possible d'arrêter le décollement du placenta et de conduire la grossesse jusqu'au moment où l'enfant pourra vivre, qui est le septième mois. Si la perte est abondante, le tamponnement offre une ressource précieuse qui m'a souvent été de la plus grande utilité et que je crois trop négligée.

Enfin, lorsque la fausse couche est inévitable, et qu'elle se manifeste par les signes que j'ai donnés comme propres à la caractériser, il faut non plus chercher à la prévenir, mais bien au contraire *la favoriser*. On y parvient en suivant le travail comme dans un accouchement ordinaire, en saignant, et même

en tamponnant, si l'hémorragie est forte ; en
enduisant le col avec une pommade de belladone, en le mettant en contact avec des injections émollientes, s'il est dur, douloureux et
peu dilaté ; en administrant un peu d'opium,
ou en donnant un grand bain, si les douleurs
sont trop fortes ; en un mot, en remplissant
les divers indications qui ressortent de l'étude
des circonstances au milieu desquelles l'accident arrive.

Quant à savoir si une femme atteinte d'une
difformité ou de quelques graves maladies qui
la condamneraient à une mort à peu près certaine dans le cours de l'accouchement, serait
autorisée à se faire avorter, c'est une question
trop grave pour que je me permette de l'examiner ici. Tout ce que je puis dire, c'est que
la loi ne fait aucune distinction entre les raisons qu'on pourrait alléguer en cette occurence
et les frappe toutes *également* de la même
réprobation. Aussi l'Académie de Médecine,
consultée à ce sujet dans une de ses dernières

séances, a-t-elle pris le sage parti de laisser à la personne de l'art le soin de résoudre la question sous les inspirations de sa conscience, en l'avertissant toutefois des dangers qu'elle encourrait en assumant *seule* la responsabilité d'un pareil acte. Quelque réservée que soit cette réponse, bien des personnes, et je suis de ce nombre, trouveront qu'elle peut encore autoriser bien des abus, et auraient désiré qu'elle fût formellement négative.

§ III

DES SOINS QUE DEMANDE LA FEMME NOUVELLEMENT ACCOUCHÉE

Quelque naturel et quelque facile qu'ait été l'accouchement, il a néanmoins toujours occasionné de violents efforts; la femme est épuisée par les souffrances qu'elle vient de supporter, sa sensibilité a été exaltée au point d'être momentanément anéantie, son visage est décoloré, son pouls moins fort et moins fréquent ; elle ne sent plus la même chaleur, et quelquefois tout son corps frissonne. Cependant cet état de faiblesse n'est que momentané ; délivrée de ses fatigues, elle goûte bientôt les douceurs du repos ; ce bien-être si nécessaire remonte les puissances de la vie, la chaleur se ranime, le pouls acquiert plus de régularité, une légère moiteur se répand uniformément sur toute la surface du corps, et elle éprouve un sentiment de douce tranquillité, une sorte d'agréable langueur qui contraste avec les douleurs aiguës de l'enfantement qu'elle lui fait oublier.

C'est le calme après l'orage, dit avec raison un auteur moderne : elle jouit enfin du bonheur d'être mère ; la sérénité de la joie qu'entraîne ce sentiment si pur et si doux succède aux cruelles impressions des souffrances qu'elle vient d'endurer, et qui laissent sur ses traits l'empreinte d'un abattement que n'efface qu'à moitié l'expression du plaisir qu'elle éprouve. Enfin, un léger sourire vient effleurer ses lèvres à l'aspect de son enfant dont le premier soupir dissipe jusqu'à l'ombre de ses douleurs.

Mais, délivrée de ses plus fortes souffrances, elle n'est point encore pour cela hors de tout danger ; sa position exige plus que jamais des soins et de la prudence, et les secours de l'hygiène sont si nécessaires dans ce moment où l'on a à combattre tant de préjugés pernicieux, qu'on ne saurait exposer avec trop de détails et suivre avec trop de ponctualité les règles suivant lesquelles ils doivent être dirigés. Commençons par les soins qui doivent suivre immédiatement le travail de l'accouchement : ce qui a rapport, par exemple, à la propreté, au lit, et même à l'habillement de la nouvelle accouchée, pour arriver à sa nourriture, à l'exercice de ses facultés intellectuelles et morales, etc.

1° Tant que le sang coule liquide et abondant, on laisse la femme sur le lit où elle vient
d'accoucher. Cependant elle ne doit pas trop
tarder à se faire transporter dans celui où elle
doit passer le temps de ses couches, à moins
qu'il ne survienne une hémorragie ou que
l'état des choses ne porte à la redouter. Le
transport agite moins la femme quand il a lieu
dans les premiers moments; mais on ne doit
jamais lui permettre de marcher.

On ne saurait non plus trop instruire la
nouvelle accouchée, qu'elle peut toujours changer son linge sans inconvénient, pourvu que
celui qu'on lui substitue soit bien sec et mo-
dérément chaud : rien n'est plus contraire aux
lois de la santé que le préjugé ridicule qui ne
permet de le faire souvent qu'après le septième,
quelquefois même le neuvième jour. Aussi
fait-on bien en lui conseillant de quitter, sur
le lit même de misère, la chemise qu'elle avait
en accouchant, et de la remplacer immédiatement.

La précaution que quelques femmes prennent de se faire peigner avant d'accoucher, leur est toujours utile : car, par ce moyen, elles favorisent la transpiration de la tête, et, en rapprochant autant que possible le moment où elles soigneront leur chevelure, elles éviteront le sacrifice pénible que la négligence pourrait quelquefois les obliger à en faire.

Quand la femme est disposée convenablement dans son lit, on place sur ses seins un tissu doux et léger pour les préserver de l'action de l'air extérieur, et favoriser la tendance qu'ils ont à exécuter la fonction qui leur est confiée ; on met entre ses jambes des linges secs afin de recevoir le sang et les autres matières qui vont couler pendant plusieurs jours sous le nom de *couches* ; on entoure le ventre d'un bandage contentif, fait le plus habituellement avec une serviette pliée en deux ou en trois, et fixée en avant avec des épingles. Mais je conseille aux femmes qui peuvent en faire la dépense, une ceinture élastique composée de substances douces et souples, qui comprime bien plus légèrement, d'une manière continue, et qui n'est susceptible ni de se déranger, ni de se rouler en corde comme la serviette.

Quelles que soient la forme et la nature de ce bandage, il est utile pour soutenir les parois du ventre, empêcher la formation des hernies, prévenir la tuméfaction des viscères et diminuer en même temps la violence des tranchées, c'est-à-dire les douleurs qui accompagnent ordinairement la sortie des caillots de sang qui s'écoulent après la délivrance. Il est important que ce bandage ne soit que peu serré, car autrement il pourrait gêner les viscères abdominaux qui tendent à reprendre leur position ordinaire, les refouler trop fortement sur la matrice, et déterminer l'inflammation de ces différents organes ou de l'enveloppe séreuse qui les réunit tous.

Mais on ne peut jamais sans danger comprimer les seins, et encore moins y appliquer des topiques astringents ou répercusifs dans l'intention de s'opposer à leur développement et de prévenir l'abord du lait. Elle se tromperait d'une manière bien étrange et souvent bien fâcheuse celle qui croirait par ce moyen conserver ses appas ; car l'expérience journalière prouve que la suppression forcée du lait flétrit beaucoup plus les seins que si ce liquide avait son libre cours.

Enfin, comme les parties génitales souffrent surtout dans un premier accouchement, on doit les bassiner avec quelque décoction émolliente qui calme la douleur et prévient leur gonflement. Dans les premiers jours les lotions astringentes auxquelles, pour certains motifs, quelques femmes ont recours, seraient très-dangereuses ; en les employant, on risque toujours d'arrêter les lochies ou les couches qui coulent plusieurs jours sous l'aspect d'un écoulement laiteux succédant aux caillots de sang des premiers jours. Aussi leur suppression a-t-elle souvent occasionné la péritonite ou inflammation intérieure du ventre, dont tant de femmes sont atteintes pendant leurs couches, et qui en moissonne un si grand nombre.

2° Quand la nouvelle accouchée a reçu les soins particuliers que requiert directement l'accouchement en lui-même, on s'occupe des soins généraux. Un des plus importants, c'est d'apporter la plus grande attention à ce que l'air qu'elle respire soit pur. On doit donc tenir, autant que possible, les rideaux de son lit ouverts pour que les émanations qui s'en échappent inévitablement puissent aisément se dissiper. Mais le moyen le plus sûr de prévenir les mauvaises odeurs est de tenir le lit très-proprement, de renouveler les linges qui servent à sa garniture, d'enlever sur-le-champ les vases de nuit, quand ils contiennent quelque chose, et de ne fermer les rideaux que pendant le temps qu'on est occupé à renouveler l'air de la chambre.

Il est de même prudent d'éviter un air trop

chaud : aussi, quand on le peut, doit-on choisir de préférence une chambre vaste, exposée, selon la saison, au nord, en été, au midi, en hiver. Dans cette dernière saison, on doit y entretenir une douce chaleur au moyen de combustibles qui ne fournissent ni fumée ni odeur, car les femmes nouvellement accouchées sont extrêmement sensibles aux odeurs ; quelque suaves qu'elles soient, elles en sont toujours incommodées. Dans nos climats, le printemps et l'automne, où les variations de la température sont si fréquentes qu'on trouve quelquefois dix, douze et même quinze degrés de différence du milieu du jour au matin ou au soir, sont les moments où elles ont le plus de précautions à prendre.

3° La nourriture est encore une chose très-importante à diriger convenablement. On est généralement dans l'usage de donner à la nouvelle accouchée, immédiatement après sa délivrance, du bouillon ou une légère quantité de vin étendu d'eau. Il n'y a pas à cela d'inconvénient ; car les forces ont alors besoin d'être remontées ; mais on ne saurait trop blâmer la méthode incendiaire usitée dans beaucoup de pays, surtout dans la classe du peuple, de donner, sous le nom de rôtie de l'accouchée, les boissons les plus excitantes, comme le vin sucré fortifié avec de l'eau-de-vie, et cela, dans l'intention, dit-on, de prévenir les tranchées. Cette habitude peut avoir et a journellement les suites les plus funestes.

Le bouillon doit suffire à celle qui n'éprouve aucune envie de prendre de la nourriture. S'il survient de l'appétit, dès le deuxième et à plus forte raison le troisième jour, surtout si la femme nourrit, on donne de légers potages, des œufs frais, des compotes, des fruits mûrs, pour arriver, jour par jour, à une nourriture plus substantielle, comme un peu de volaille, une côtelette de mouton, et pour boisson, on passe aussi successivement de l'eau édulcorée avec le sirop de guimauve ou de capillaire, à l'eau vineuse. On doit toutefois avoir égard à la manière habituelle de vivre de la femme et sacrifier même quelquefois la raison à la force de l'habitude. J'ai souvent vu des accouchées ne pouvoir se dispenser de prendre, dès le premier matin, leur déjeûner au café au lait. Je me contente de leur faire une simple observation, et n'insiste pas, convaincue que la privation de cette habitude les inquiéterait plus que sa satisfaction ne pourrait leur être dangereuse.

4° La sensibilité et les facultés intellectuelles d'une femme récemment accouchée méritent aussi la plus grande attention. Ces facultés sont souvent troublées et toujours exaltées par toutes les causes propres à la grossesse et par le fait même des douleurs qui viennent d'avoir lieu. Aussi, des sensations trop vives ont-elles presque toujours des résultats si dangereux, qu'on regarde les suites de couche comme une des causes les plus fréquentes de la folie.

On doit donc se faire un devoir scrupuleux d'avoir toute la condescendance possible pour

les désirs, dans certains cas même, pour les
caprices d'une nouvelle accouchée et redoubler
de soins pour lui éviter les moindres con-
trariétés. On doit écarter d'elle la visite en-
nuyeuse des curieux et des indifférents, que la
mode et l'étiquette ont si mal à propos consacrée ; car, lorsqu'on lui permet de recevoir
beaucoup de personnes, il est rare qu'il ne
s'en trouve pas quelques-unes qui l'entretiennent de choses qui lui déplaisent ou lui
apprennent des nouvelles qu'elle n'aurait dû
apprendre que plus tard.

Ce n'est même qu'avec une extrême prudence qu'un événement heureux, mais im-
prévu, doit lui être annoncé. Les difformités
que son enfant pourrait apporter en naissant,
sa mort, son sexe, son départ, quand elle est
obligée de le confier à une nourrice, sont autant de circonstances dont il est utile de ne lui
donner connaissance qu'avec la plus grande
réserve et la plus grande circonspection, et qui
doivent lui être annoncées de préférence par

les personnes qui lui sont le plus chères ou qui, par leurs fréquentes relations avec elle, ont le mieux étudié son caractère et ses goûts.

5° Enfin, est-il nécessaire, comme le disent beaucoup de femmes, et comme le conseillent plusieurs accoucheurs, d'engager une femme qui vient d'accoucher, à rester immobile sur le dos pendant vingt-quatre heures? Non, sans doute, à moins qu'il n'existe une perte, car rien n'est plus propre à la délasser que de lui laisser la liberté de se tourner tantôt d'un côté, tantôt d'un autre. Cette latitude suffit pour la délivrer des anxiétés que le lit occasionne toujours.

Si elle est bien portante, et qu'aucun accident ne se montre imminent, elle peut se lever de son lit dès le lendemain de la fièvre de lait, c'est-à-dire du septième ou huitième jour. Elle restera levée environ une heure, et chaque jour elle augmentera insensiblement. La première fois qu'elle se lève, elle est souvent étourdie, étonnée, et elle peut même éprouver des accès de faiblesse qui vont jusqu'à la défaillance. Mais les choses rentrent bientôt dans l'ordre naturel.

Si elle avait à craindre une chute de la matrice, que les articulations du bassin fussent un peu relâchées, elle devrait prolonger au-delà du dixième, du douzième et même du quinzième jour l'époque où elle se tiendra sur ses pieds et marchera ; quelquefois même il est prudent qu'elle garde le lit plusieurs semaines. C'est pour ces cas spéciaux que conviennent les ceintures dont nous ne saurions trop recommander l'usage aux personnes qui peuvent en faire la dépense ; faites de manière à pouvoir embrasser à la fois le haut des cuisses, les hanches et tout le pourtour du ventre, comme j'en fais souvent confectionner, elles ont des avantages incontestables sur tous les autres moyens de constriction.

Fièvre de lait. — Nous avons dit que si aucun accident ne s'est déclaré dans le cours ou à la suite de l'accouchement, la nouvelle accouchée pouvait se lever dès le lendemain de sa fièvre de lait. On entend par là le mouvement général qui se fait dans l'économie, par suite de la direction que prennent les forces vitales du côté des seins appelés à sécréter le lait qui doit servir à la nourriture du nouveau-né.

Ce mouvement se fait ordinairement sentir du deuxième au troisième jour qui suit celui de l'accouchement. Les seins de la femme se gonflent; elle éprouve du mal de tête, de la chaleur à la face, un abattement général, un dégoût pour toute espèce de nourriture; son pouls est plein et fréquent; le lait afflue quelquefois si abondamment vers les seins, que les vaisseaux qui le contiennent forment sous la peau des cordes tendues, ou des nodosités, qui gagnent jusque sous les aisselles où elles occasionnent de vives douleurs.

Cet état, peu marqué chez les femmes qui nourrissent leur enfant, infiniment plus prononcé chez celles qui ne nourrissent pas, dure le plus habituellement trois jours; mais les

phénomènes qui le caractérisent vont graduellement en diminuant, surtout si la malade, car alors on peut lui donner ce nom, se
soumet au régime qui lui convient. Ce régime
consiste tout simplement à modérer le mouvement vital qui vient accidentellement de se
développer, en se soumettant à une diète sévère, en prenant des boissons tempérantes,
comme la décoction de chiendent, le sirop
d'orgeat largement étendu d'eau, en évitant de
parler, en se garantissant d'une lumière trop
vive et d'une trop forte chaleur. C'est alors le
moment d'administrer à celles qui ne nourrissent pas les substances propres à détourner
la sécrétion du lait, comme le sel de nitre, de
légers purgatifs, en un mot, les préparations
dites anti-laiteuses, dont nous aurons occasion
de parler en nous occupant de l'allaitement et
des soins que demande sa cessation.

Tels sont en général les soins dont a besoin
la femme qui vient d'accoucher. Sans doute un
grand nombre sont privées de ces soins et ne

continuent pas moins à bien se porter. L'exemple des femmes de quelques peuples du Nouveau-Monde, qui accouchent partout où elles se trouvent, et n'en poursuivent pas moins leur marche si elles sont en voyage, et celui des habitants de nos campagnes, que le travail de l'enfantement surprend quelquefois au milieu de leurs travaux qu'elles reprennent souvent le lendemain même, exemptes de tout accident, en sont des preuves certainement irrécusables.

Mais nous devons avoir en vue la position de la plupart des femmes, particulièrement de celles qui vivent dans les villes, et qui doivent à la fausse position que nos institutions assignent à la plupart, de voir se changer en maladie le prélude, le travail et les suites de l'enfantement. Les médecins ou les moralistes qui prétendent que le régime auquel nous astreignons presque toutes les femmes de nos villes, pendant leurs couches, tient plus à l'étiquette et aux conventions qu'à la nécessité, parlent assurément bien moins d'après l'état réel des choses que d'après le rêve enchanteur d'une société qui serait restée dans sa nature primitive.

L'exemple qu'ils citent encore de celles qui s'en vont à pied chez une sage-femme au moment de leurs couches, et s'en retournent de la même manière dès le lendemain, est insuffisant pour étayer leur opinion ; car ces femmes prouvent seulement que le besoin les arme de tout le courage nécessaire pour affronter les dangers de leur état ; mais à combien d'entre elles les suites de cette précipitation ne sont-elles pas funestes ? les tables de mortalité des hospices destinés à les recevoir sont là pour nous l'apprendre ; et pour quelques-unes assez heureuses pour dérober à tous les regards les marques d'un moment d'erreur ou de faiblesse, vingt autres paient de leur vie la privation des soins auxquels la légitimité de leur grossesse leur eût donné des droits.

Descente ou chute de la matrice. — Cette

maladie, qui constitue bien vite une pénible et douloureuse infirmité, est certainement la plus commune et une des plus graves qui puisse survenir à la suite des couches; aussi est-il nécessaire que les femmes aient une idée exacte, tant de la manière dont elle survient que des principaux moyens par lesquels on y remédie.

Pour se faire une idée de la manière dont s'effectue la descente de matrice, il faut savoir ou se rappeler que cet organe, suspendu à la place qu'il occupe dans le bassin par des ligaments qui vont se fixer latéralement du côté des hanches, et soutenu de bas en haut par les parois du canal membraneux dont il est l'aboutissant, a d'autant plus de tendance à s'abaisser que ces ligaments ont été plus ou plus souvent allongés, et que ce canal a été aussi plus et plus souvent distendu.

C'est le cas des femmes qui ont eu des couches pénibles, de celles qui ont eu beaucoup d'enfants, ou de celles enfin qui, dans leur grossesse ou après leur accouchement, n'ont pris aucune précaution pour soutenir leur ventre, laissant ainsi la matrice abandonnée à son propre poids pendant qu'elle contenait le produit de la conception ou avant qu'elle ait eu le temps de revenir sur elle-même après sa délivrance. Les femmes à fibres molles, celles qui ont été affaiblies par un long travail ou par des pertes abondantes y sont en général plus sujettes.

Cette maladie a trois degrés : dans le premier, la matrice s'abaisse légèrement en s'enfonçant un peu plus dans le canal vulvo-utérin, c'est le simple *abaissement ;* dans le second, elle envahit le tout ou la plus grande partie de ce canal et se présente à peu de distance de son orifice, c'est la *descente ;* dans le troisième, elle franchit cet orifice, se montre à l'extérieur, entraînant avec elle le canal lui-même qui se retourne comme un doigt de gant enfoncé, c'est la *chute* proprement dite.

La fréquence de chacun de ces trois degrés

est heureusement en raison inverse de son intensité, c'est-à-dire que l'abaissement est plus commun que la descente, et celle-ci plus fréquente que la chute.

Quoi qu'il en soit, la descente de matrice, dans les cas simples les plus ordinaires, doit se pressentir aux signes suivants : sentiment habituel et pénible de pesanteur dans le bassin, tiraillement continuel dans le creux de l'estomac, dans les aines et jusque dans les reins, augmentant surtout dans la marche et dans tous les efforts, soit pour tousser, éternuer ou soulever un fardeau, affaiblissement de la voix.

Quand la maladie parvient à un degré avancé, il y a ordinairement constipation et envies fréquentes suivies de difficultés d'uriner, une perte en blanc et souvent en rouge, des douleurs générales dans tout le ventre, des syncopes prolongées au moindre effort, et assez souvent des hémorragies. Lorsque le déplacement de la matrice se fait subitement, les signes qui l'accompagnent sont toujours plus prononcés et plus graves que lorsqu'il se fait lentement.

On remédie aux descentes de matrice par deux ordres de moyens : moyens médicaux, moyens mécaniques. Les uns ont pour but de redonner aux organes la force qu'ils ont perdue ; les autres, de soutenir la matrice à la place qu'elle doit naturellement occuper. Les premiers consistent en une bonne nourriture, des injections toniques et astringentes, des bains de mer, en un mot en tout ce qui peut relever l'ensemble de la constitution, et surtout en ce qui est propre à donner du ton aux parties affaiblies. Les moyens mécaniques agissent extérieurement ou intérieurement. Ceux qui agissent extérieurement sont, ou des ceintures abdominales, dites ceintures hypogastriques, qui, exerçant une pression immédiatement au-dessus des os du pubis, soutiennent la matrice élevée ; ou des appareils qui, pressant au-dessous des parties génitales extérieures, soulèvent l'organe et empêchent sa chute complète.

Les moyens mécaniques agissant intérieurement sont les *pessaires*, instruments construits, soit en ivoire, soit en buis, mais le plus ordinairement en gomme élastique, et qui, enfoncés jusqu'au point d'élévation que doit avoir la matrice, s'adaptent à sa forme et la maintiennent en prenant leur point d'appui de chaque côté des os du bassin.

Auxquels des moyens, médicaux ou mécaniques, faut-il donner la préférence? je répondrai catégoriquement : à aucun des deux exclusivement; car, en agissant uniquement par les moyens médicaux, on n'obtient de résultats favorables qu'après un temps fort long, et le repos auquel on est forcé d'assujettir les malades pour maintenir la matrice en place, détruit une partie des bons effets du traitement, tandis qu'en agissant mécaniquement, on ne remédie qu'à un effet sans combattre la cause principale de la maladie

C'est donc à combiner sagement et avec prudence l'emploi de ces deux ordres de moyens que doivent tendre les efforts des personnes de l'art, et ce que doivent exiger d'elles les malades. Il ne faut pourtant pas se le dissimuler, les moyens mécaniques sont le plus souvent ceux auxquels le besoin qu'ont le plus grand nombre de femmes de se livrer à leurs travaux habituels force d'avoir recours.

Or, parmi ces moyens, les ceintures faites d'après le principe que je viens d'établir sont à mon avis préférables, quand elles remplissent bien l'indication à laquelle elles sont destinées. Les pessaires occasionnent tant de gêne dans leur emploi, et soumettent les femmes à tant de désagréments, soit pour leur application, soit pour les soins de tous les instants auxquels ils les assujettissent, qu'on renonce de plus en plus à leur usage, et qu'on limite cet usage à des cas exceptionnels.

Je viens de dire que les ceintures étaient de bons moyens quand elles remplissaient bien l'indication à laquelle elles étaient destinées. Cette indication, je le répète, est principalement de soulever les viscères contenus dans l'abdomen, et de débarrasser ainsi la matrice du poids qu'ils exercent sur elle.

Les ceintures dites hypogastriques ont malheureusement cet inconvénient que, si au moment où on les applique, elles soutiennent l'abdomen élevé, elles remontent au moindre mouvement et agissent alors non plus en soulevant mais en pressant sur le ventre ; ce qui est le contraire de ce qu'on cherche à obtenir. On croit pouvoir remédier à cette tendance, qu'ont toutes les ceintures à remonter, en les garnissant de sous-cuisses ; mais ou bien ces sous-cuisses sont élastiques, et alors elles prêtent assez pour ne pas empêcher la ceinture de remonter, ou bien elles sont faites en tissu ferme, et elles coupent les parties sur lesquelles elles pressent.

C'est pour rendre aux ceintures tous leurs avantages que j'ai imaginé, celles que je nomme *sous-abdominales.* Ces ceintures sont maintenues fixes au moyen d'embrasses qui, entourant le haut de la cuisse, viennent s'attacher au rebord de la ceinture , de manière à former avec elle une espèce de caleçon qui embrasse toute la partie inférieure du torse, en laissant libres les ouvertures naturelles. Leur fixité les rend encore propres à recevoir intérieurement des pelottes, ou tout autre moyen contentif que réclameraient des hernies inguinales, ombilicales ou autres.

Ces ceintures, qu'on ne trouve que chez moi, puisque je m'en suis assuré la propriété, par l'obtention d'un brevet d'invention , sont d'une telle efficacité, qu'employées par moi, ou recommandées par plusieurs médecins, qui en ont de suite compris le mode d'action, elles ont non-seulement soulagé toutes les femmes atteintes de déplacement de l'utérus qui en ont fait usage, mais qu'elles en ont radicalement guéri un grand nombre. Elles sont d'ailleurs d'un emploi si facile et si commode, que beaucoup de femmes les portent lors même, que la cause pour laquelle on les a conseillées a cessé. Enfin elles sont les seuls moyens que puissent employer avantageusement les personnes qui montent à cheval, les danseuses, les chanteuses, pour modérer la pression que ces divers exercices font toujours ressentir vers le bas-ventre.

On peut se procurer chez moi la note dans laquelle sont indiqués leurs avantages et la manière de les appliquer.

Voici cependant un exemple qui prouve que, dans bien des cas de descente et même de simple abaissement, on est d'abord obligé d'en venir aux moyens mécaniques pour soulager, avant tout, la personne qui souffre, sauf à employer plus tard le traitement général, capable de donner à l'organe déplacé le ressort ou la force nécessaire pour qu'il se maintienne à la hauteur que la nature lui a assignée.

Madame G. de S***, femme d'un officier supérieur, d'un tempérament lymphatico-nerveux, aujourd'hui âgée de vingt-neuf ans, mariée à dix-neuf, et mère de quatre enfants, accoucha de son dernier dans le courant de février de l'année dernière (1856). Désireuse de rejoindre son mari qui revenait de l'armée de Crimée où il avait passé plusieurs mois, elle se rendit de Bordeaux à Paris quinze jours seulement après être accouchée. Son mari ayant été obligé de quitter Paris, elle n'y fit qu'un très-court séjour, et se rendit dans une de nos principales villes du nord où ils devaient tenir garnison.

A peine arrivée elle éprouva un sentiment de pesanteur dans le bassin, un tiraillement continuel dans les reins, dans les aines, augmentant surtout dans la marche, et, chose plus grave, tantôt une difficulté d'uriner, tantôt au contraire une perte involontaire de ses urines.

Le médecin de la ville qu'elle habitait, auquel elle dut naturellement s'adresser d'abord, procéda à l'examen des parties malades et crut reconnaître une altération organique à laquelle il conseilla d'opposer le repos, des injections émollientes et un régime approprié. Deux mois de ce traitement n'apportèrent aucun soulagement à madame G. de S***, dont les douleurs s'amendaient bien dans le repos, mais reparaissaient à la moindre marche un peu forcée. Aussi songea-t-elle à aller demander un avis à un des praticiens de la faculté la plus rapprochée de la ville qu'elle habitait.

Ce nouveau médecin, attachant une grande importance au trouble survenu dans le cours des urines, crut d'abord que chez sa malade la vessie ayant été fortement comprimée dans le moment de l'accouchement avait perdu sa force contractile. Aussi dirigea-t-il tout son traitement de ce côté là ; mais le résultat n'en fut pas plus heureux que celui employé par le médecin primitivement consulté. La pesanteur dans le bassin se faisait toujours de plus en plus sentir, et l'urine ne coulait qu'avec une extrême difficulté ou bien s'échappait involontairement.

C'est alors qu'elle se décida à venir à Paris et qu'elle me consulta. Je m'assurai d'abord par le toucher et l'examen au moyen du spéculum qu'il n'y avait là aucune altération organique ; puis ayant procédé au toucher de la malade étant debout, de manière à faire subir à la matrice un mouvement très-prononcé d'élévation, elle éprouva aussitôt une forte envie d'uriner qu'elle put satisfaire avec la plus grande facilité. J'en conclus de suite que la matrice par son abaissement exerçait sur la vessie, située directement au devant d'elle, une compression habituelle et la gênait dans l'exercice de ses fonctions. Partant de cette idée très-rationnelle d'ailleurs, et à laquelle aurait dû conduire l'absence de tout état maladif accessible, je soutins la matrice élevée au moyen d'un pessaire à air, et tout rentra bientôt dans l'ordre.

Madame G. de S*** resta une quinzaine de jours à Paris pour acquérir la certitude que le jugement que j'avais porté sur son état, que je déclarai n'être que le résultat d'un abaissement très-prononcé de la matrice, était parfaitement fondé, et elle partit satisfaite autant qu'étonnée de la simplicité du moyen que j'avais employé.

Depuis, j'ai eu plusieurs fois occasion de remédier de la même manière à de semblables inconvénients. C'est ainsi que dans le courant d'avril de cette année même (1857), j'ai été consultée par madame G... ancienne institutrice, femme forte, au teint coloré, aux cheveux chatains, âgée de 40 ans, et qui a eu cinq enfants.

« Je suis accouchée, me dit cette dame, de mon dernier enfant il y a douze ans, seule, sans aucun secours de l'art. Depuis cette époque j'ai toujours souffert d'une véritable incontinence d'urine. J'éprouve sans cesse dans le ventre un sentiment de pesanteur qui m'empêche de marcher ; j'ai mal dans le bas des reins, dans les aines, dans les cuisses, et je ressens dans l'estomac des tiraillements qui me donnent des envies continuelles de vomir. J'ai passé ensuite quatre mois à Naples et en

Angleterre où j'ai consulté plusieurs médecins qui n'ont pu me soulager. Je n'ai malheureusement, ajouta-t-elle, que trois ou quatre jours à rester à Paris, apportez quelque adoucissement à ma position, et je reviendrai bientôt pour suivre un traitement complet.

Cédant à ses instances, je la touchai debout et reconnus de suite un abaissement très-prononcé de la matrice. Mais pour m'assurer de l'état dans lequel pouvait être cet organe, j'appliquai le spéculum qui ne fit découvrir que quelques légères taches rougeâtres au col. De cet examen je conclus de suite que l'incontinence d'urine, provenait de la pression que la matrice abaissée exerçait sur la vessie. Je m'empressai dès-lors de soutenir cet organe par un moyen analogue à celui employé dans l'observation précédente, après avoir fait une forte injection, et madame G... n'urina que six heures après. Le lendemain elle était chez moi à sept heures du matin, je lui fis des injections pendant cinq jours et elle partit pour

Lausanne qu'elle habite. Depuis son départ elle m'écrivit qu'elle se trouvait très-bien, et elle jouit maintenant du succès de mon traitement, traitement dont aucun des médecins qu'elle avait consultés n'avait eu l'idée.

Quant à la chute complète de la matrice, il est bien évident que ce qu'il y a de plus pressé à faire à cet égard pour soulager la malade, c'est de faire rentrer l'organe et de le maintenir rentré par un moyen mécanique. L'exemple le plus prononcé que j'aie été à même de rencontrer de ce genre, m'a été fourni par une femme du département de Seine-et-Oise, que m'adressa, en 1852, M. le docteur Hontang de Meulan.

Cette femme se présenta chez moi, portant entre les cuisses une tumeur de la grosseur des deux poings, arrondie et parfaitement lisse, qu'on aurait pu prendre au premier abord pour un énorme polype, une loupe ou toute autre excroissance analogue, mais qui n'était en réalité que la matrice ayant entraîné avec elle le canal dont elle est l'aboutissant et dont les parois, en se retournant sur elles-mêmes, comme je l'ai dit précédemment, lui servaient alors d'enveloppe extérieure.

Obligée de travailler, cette femme supportait sa tumeur au moyen d'une serviette, dont les deux bouts venaient s'attacher à une autre serviette fixée autour d'elle à la manière d'un bandage de corps: mais dans chaque mouvement un peu violent elle éprouvait d'affreuses douleurs dans les reins, dans les aines et le bas-ventre, indépendamment de la cuisson locale qu'entraînait le contact habituel du linge sur la surface de la tumeur.

Malgré l'ancienneté de la maladie, je parvins néanmoins à faire rentrer l'organe sorti, et le maintins provisoirement en place au moyen d'un tampon de linge fin convenablement enduit d'un corps gras, recommandant à la malade de remplacer ce tampon de linge par un pessaire, puissance contentive appropriée à la circonstance. Elle partit de chez moi le jour même de l'opération ; depuis je n'ai pas eu occasion de la revoir, mais j'ai appris qu'elle se portait assez bien, ayant eu la précaution de se faire de suite poser un pessaire pour maintenir l'organe déplacé à la hauteur où j'étais parvenue à le faire rentrer.

Comme on le voit par les deux faits que je viens de citer, et auxquels j'en pourrais joindre plusieurs autres, je ne rejette pas d'une manière absolue et systématique l'emploi des pessaires ; je limite seulement cet emploi aux circonstances qui les réclament impérieusement. Aussi j'insiste plus que jamais sur l'usage des ceintures qui, soutenant les viscères contenus dans la cavité abdominale, les empêchent de peser sur la matrice, et permettent par conséquent à cette dernière de se maintenir à sa place naturelle ou d'y revenir, quand elle en a dévié, jusqu'à ce que la malade puisse faire son traitement.

Mais, pour remplir cette indication, ces ceintures doivent être faites et appliquées de telle sorte , je le répète , qu'elles puissent agir de bas en haut, immédiatemement au-dessus des os qui limitent en bas la cavité abdominale. Elles feraient l'effet contraire à celui qu'on cherche à obtenir si, placées plus haut, elles agissaient en pressant de haut en bas.

Quant aux pessaires en eux-mêmes , il est difficile de dire positivement ceux auxquels on doit donner la préférence : c'est à la personne de l'art consultée à ce sujet, à prendre la détermination qui paraît la plus appropriée à la circonstance. Pour mon compte personnel je n'emploie presque jamais ceux en ivoire, parce que s'ils ont une surface parfaitement unie, ils perdent cet avantage par leur dureté, qui les met à même de meurtrir les parties sur lesquelles ils prennent leur point d'appui. Aussi leur préfère-t-on avec raison ceux en caoutchouc ou gomme élastique.

Je me sers quelquefois avec avantage, comme dans le cas que je viens de rapporter, d'un pessaire à air, mais je le répète, dans les premiers moments. On l'introduit vide, et une fois parvenu à la hauteur nécessaire, on le gonfle au moyen de l'air injecté par son tuyau. Il a sur les autres, ainsi qu'on le reconnait de suite, l'avantage d'être introduit plus aisément, et d'être en tout point assez flexible pour ne pas exercer une forte pression, et pour se prêter à tous les mouvements.

Quel que soit d'ailleurs le pessaire auquel on aura jugé convenable de donner la préférence, il faut savoir qu'ils ont besoin d'être entretenus dans un grand état de propreté. Aussi est-on obligé de les faire souvent enlever ; autrement ils sont bientôt altérés par l'humidité des parties avec lesquelles ils se trouvent en contact, et alors ils entretiennent une irritation continuelle de ces parties, et deviennent une source incessante de malpropreté. Plus d'ailleurs on les laisse séjourner, plus il devient difficile de les enlever. Le simple bon sens doit faire pressentir qu'un moyen de remédier à une par-

tie des inconvénients qu'ils entraînent, c'est de
faire journellement des injections avec de l'eau
convenablement aromatisée.

Je vois encore plusieurs femmes affectées de
déviation ou descente de matrice, chercher à
s'en guérir au moyen de sachets remplis de diverses substances qu'elles s'introduisent elles-
mêmes dans le vagin. Cette méthode à mon
avis, a le double inconvénient d'entretenir
une irritation permanente sur toute la surface avec laquelle ces corps étrangers sont en
contact, ensuite d'aggraver les causes du mal,
au lieu de les détruire, en tenant constamment
écartées les parois du canal membraneux qu'ils
occupent, et en enlevant de plus en plus à ces
parois, la faculté de s'opposer au passage de la
matrice par leur rapprochement.

Aussi, aux yeux de toute personne qui se
donne la peine de réfléchir, devient-il évident
que le traitement que j'oppose aux descentes
en question, et qui consiste comme moyen
provisoire en une ceinture convenablement ap-

pliquée, et comme moyen direct ou curatif en injections de substances toniques de nature appropriée à la cause de la maladie, et à la constitution de la personne, renferme les seuls moyens capables de soutenir un examen sérieux.

Je borne à ce qui précède les soins dont doit se trouver entourée la femme qui vient d'accoucher. Quand ces soins sont convenablement dirigés, ils ont presque toujours le résultat désirable; aussi, en me conduisant d'après les principes que je viens d'exposer, ai-je été assez heureuse pour n'avoir à regretter la perte d'aucune des nombreuses pensionnaires qui sont venues faire leurs couches chez moi, depuis plus de vingt ans que je tiens ma maison d'accouchements. C'est ce que peuvent attester les registres de l'état civil de mon arrondissement.

§ IV.

DE L'ALLAITEMENT, PAR RAPPORT A LA FEMME QUI VIENT D'ACCOUCHER ; DES SOINS AUXQUELS IL L'ASSUJETTIT ; DES RAISONS QUI PEUVENT L'EN DISPENSER ET DES PRÉCAUTIONS QU'ELLE DOIT ALORS PRENDRE.

Avantages de l'allaitement maternel. — 1° La femme, en concevant, a répondu au vœu de la nature et a satisfait ses désirs ; en accouchant elle en a subi les conséquences ; il lui reste un devoir à remplir : c'est de nourrir son enfant, à moins qu'elle n'en soit dispensée par des raisons légitimes.

C'est là une de ces vérités qui ont été reconnues par les peuples les plus anciens, les habitants de toutes les contrées ; et si nous consultions l'histoire, nous verrions les poëtes chanter les douceurs de l'allaitement maternel, les philosophes le conseiller sans cesse, les médecins en démontrer l'importance et la nécessité, enfin, un grand nombre de législateurs en faire une loi. Mais cette loi existait dans la nature : tous les animaux s'y soumettent, notre espèce seule a pu se refuser à en subir le joug, ou se trouve placée en maintes circonstances dans la nécessité de s'en affranchir.

Dans le cours de la grossesse, le lait avait été préparé d'avance pour la nourriture de l'enfant qui devait naître. Mais c'est surtout après l'accouchement que ce fluide, sécrété en plus grande quantité, n'attend plus que la succion de l'enfant pour couler abondamment, et la répétition de cet acte doit elle-même entretenir sa source. D'après cette marche des lois de l'organisme, d'après ces préparatifs disposés par la nature au sujet de l'allaitement, on juge de suite de quelle importance il est que cette fonction s'accomplisse en entier, et on prévoit aisément qu'une mère s'expose toujours a quelques dangers en renonçant à ce devoir, véritable complément de la maternité.

En effet, après l'accouchement, la matrice, qui a été pendant neuf mois le siége d'un afflux sanguin et d'un état permanent d'excitation, se dégorge progressivement par des évacuations, sanguines d'abord, et qui sortent sous forme de caillots plus ou moins gros, puis muqueuses, qui forment les couches ou les lochies ; en même temps, les seins, dont les fonctions commencent alors, et ne font pour ainsi dire que succéder à celles de la matrice, deviennent à leur tour un centre d'irritation, en attirant à eux l'activité vitale dont la matrice avait joui pendant toute la grossesse.

Cette diversion, après l'accouchement, est certainement une des causes qui contribuent à ramener la matrice à son état primitif. Si elle n'a pas lieu et qu'une cause quelconque d'irritation reste fixée sur cet organe, il peut survenir des accidents du côté du ventre ; alors les seins restent affaissés ou s'affaissent après avoir été gonflés par le lait. L'excitation occasionnée par la succion de l'enfant, dans l'allaitement maternel, en portant plus de vie, si on peut parler ainsi, sur les seins, contribue donc puissamment à maintenir les choses dans la marche naturelle qu'elles doivent suivre.

Il n'est donc pas difficile de concevoir pourquoi les suites de l'accouchement sont si simples et offrent en général si peu de dangers chez une femme qui allaite elle-même son enfant. En effet, les pertes qui se font chez elle, après l'accouchement, sont moins abondantes, de plus courte durée, et même moins susceptibles d'être brusquement supprimées. La fièvre de lait, qui n'est autre chose que la réaction sympathique s'exerçant de la matrice aux seins, est aussi alors peu sensible, quelquefois même elle n'a pas lieu.

Enfin, cette accumulation de lait qui se fait dans les seins après l'accouchement, et a une issue naturelle lorsque la mère allaite, ne les distend jamais aussi douloureusement et ne les irrite pas au point d'y déterminer des inflammations, dont la suite la plus ordinaire est la formation d'abcès longs et horriblement douloureux. D'autres fois, la résolution des seins enflammés s'opère, mais n'étant qu'imparfaite,

elle laisse dans le tissu de la glande des obli-
térations des vaisseaux par lesquels le lait doit
couler, et de là des tumeurs ou des indurations
qu'une mauvaise disposition peut faire dégé-
nérer en affections squirreuses.

L'allaitement maternel ne se borne pas à
prévenir des maladies, mais il en est plusieurs
dont il arrête le développement ou suspend la
marche. En effet, lorsque l'allaitement ne succède pas à la grossesse, et que la nouvelle
accouchée est atteinte d'une maladie ancienne
ou récente, cette maladie en reçoit presque
toujours une notable aggravation ; c'est ce
qu'on remarque dans la marche rapide qu'affectent dans cette circonstance la phthisie pulmonaire, les diverses tumeurs squirreuses,
certaines maladies du cerveau.

2° Si l'allaitement maternel prévient une
foule de maladies, il peut aussi en occasionner
chez la femme qui refuserait de se soumettre
aux obligations qu'il impose. Il faut donc que
les jeunes mères connaissent ces obligations :

étudions alors l'ensemble du régime approprié à leur position.

Mais, avant tout, à quel moment la nouvelle accouchée doit-elle donner le sein à son enfant? Les accoucheurs ne sont pas d'accord à ce sujet; les uns ont fixé ce moment à cinq ou six heures, les autres à trois jours et même plus. Il suffit, il me semble, pour éviter toute discussion et toute incertitude, de consulter la nature et de s'instruire par l'exemple des animaux; ceux-ci se mettent en effet à téter aussitôt après la naissance. L'enfant n'a-t-il donc pas des besoins tout aussi prononcés et impérieux à satisfaire que l'agneau ?

Je crois cependant qu'il est mieux de laisser se calmer l'agitation produite par les douleurs de l'accouchement. L'enfant peut, en général, se passer de nourriture dans les premières heures, mais si on attendait le développement de la fièvre de lait qui, chez quelques femmes, s'annonce dès le deuxième jour, on s'exposerait à voir le gonflement des seins effacer la saillie du mamelon, s'opposer à la succion, et les efforts que fait l'enfant déterminer des tiraillements douloureux, par suite des crevasses. En donnant au contraire de bonne heure le sein, l'enfant y trouve plus de facilité, le mamelon est saillant et se prête mieux à l'application des lèvres; le sein se trouve dégorgé et stimulé à la fois par la succion, et préparé de bonne heure aux fonctions qu'il doit remplir.

Nous admettons ici, comme on le voit, que les seins sont bien conformés; mais si les mamelons sont courts, endurcis, et si aucune sérosité n'en a suinté pendant les derniers mois de la grossesse, on devra chercher à les ramollir et à favoriser leur développement par l'application de substances émollientes, comme le lait, le beurre frais, la pommade de concombre, celle de cire vierge, d'huiles d'amandes douces et de blanc de baleine, qu'on mettra le soir et qu'on enlèvera le matin avec une eau tiède légèrement savonneuse. On fera aussi pendant le jour de légers attouchements. La succion opérée par un enfant vigoureux ou une personne saine est un moyen très-efficace de parvenir au même but.

On a encore proposé, et on le fait journellement, de faire le vide à la surface du mamelon avec une pipe, une ventouse, un suçoir, une bouteille ou tout autre objet à goulot pouvant recevoir le mamelon, et qu'on a préalablement fait chauffer en y passant de l'eau chaude. Mais le moyen le plus usité est l'emploi du bout de sein, espèce de petit chapiteau en buis, en ivoire, en gomme élastique, qu'on applique sur le sein par sa surface concave, offrant à son milieu une excavation disposée pour recevoir le mamelon, et percé à son sommet d'un trou par lequel s'écoule le lait appelé par la succion de l'enfant.

Ces bouts de sein sont encore le moyen auquel on a recours dans les cas de crevasses ou d'excoriation du mamelon. Ces accidents arrivent assez communément aux jeunes femmes

qui allaitent pour la première fois, à celles
surtout à peau fine, lymphatiques, ou nerveuses. On les fait quelquefois disparaître en
lavant la partie malade avec l'eau de saturne,
la pommade de concombre, l'onguent po-
puleum ; mais on est souvent obligé d'en venir à des moyens plus énergiques, comme de
les toucher légèrement avec le nitrate d'argent, le sulfate de zinc, en ayant toutefois la
précaution de bien laver le mamelon avant de
le présenter à l'enfant qui, sans cette précaution, pourrait avaler une certaine quantité
de la substance employée, et y trouver la
cause d'accidents qui ont été jusqu'à l'em-
poisonnement.

Le siége le plus ordinaire des crevasses, dont
souffrent tant de jeunes nourrices, est surtout
la rainure qui sépare le mamelon du sein lui-
même. On les observe cependant quelquefois
sur les différents points de l'aréole : ce sont
des espèces de fissures qui se creusent, s'élargissent de plus en plus pendant la succion.

surtout si l'enfant est vorace. Je les ai quelquefois vues déraciner presque en entier la base du mamelon. A chaque tentative d'allaitement elles fournissent du sang en plus ou moins grande quantité. Elles sont toujours douloureuses ; quelquefois même la douleur est telle que les femmes les plus courageuses, les mères les plus dévouées, redoutent le moment où l'enfant doit prendre le sein.

Dans un de ces cas, je me suis servi avantageusement d'un instrument nouvellement inventé, disposé de telle sorte qu'appliqué sur le sein, le lait y est attiré au moyen d'une pompe et tombe dans un réservoir d'où l'enfant le reçoit par sa propre succion, sans qu'il ait pu perdre aucune de ses qualités par son contact avec l'air.

Régime d'une femme qui nourrit. — Arrivons au régime que doit suivre la femme qui nourrit. Or, l'observation journalière prouve que la bonne ou mauvaise qualité du lait peut, dans le plus grand nombre des cas, dépendre du régime qu'une femme observe en nourrissant, et de la nature des aliments dont elle fait usage. Si on en doutait un instant, on serait bientôt ramené à le croire par ces faits irrécusables que, si une femme nourrice prend des substances purgatives, son enfant se trouve purgé ; si elle boit une préparation d'absinthe, son lait devient amer; le mercure, administré à une nourrice, porte son effet sur l'enfant qui peut être ainsi guéri des maladies qui demandent l'emploi de ce remède.

Les femmes dans cette position doivent donc éviter les aliments salés, âcres et astringents. Leur nourriture doit être succulente, mais facile à digérer. Un pain fermenté et cuit à propos, des viandes bouillies et rôties, des légumes frais à saveur peu forte, les crêmes faites avec le lait, les jaunes d'œufs, le sucre et la farine d'orge de préférence, les poissons à chaire blanche et légère comme la sole, le merlan, la carpe, les fruits de la saison bien mûrs, le vin, mais en très petite quantité, sont à peu près les aliments les plus convenables. Toutefois, elles ne doivent pas changer brusquement leur nourriture habituelle ; mais elles doivent, autant que possible, se faire une loi de ne pas donner le sein immédiatement après avoir mangé.

Une chose qu'une nourrice doit observer avec attention, et qui se trouve malheureusement négligée par la plupart des femmes de la campagne, c'est de ne jamais donner le sein immédiatement après s'être livrée à un exercice fatigant, et surtout lorsqu'elle est encore baignée de sueur. Le sommeil est aussi essentiel à une nourrice : fatiguée par les soins incessants qu'exige la première éducation de l'enfance, elle ne doit pas, par une sollicitude mal placée ou exagérée, interrompre son repos à chaque instant de la nuit pour allaiter son enfant, à qui cette habitude deviendrait aussi nuisible qu'à elle-même.

Il est aussi de la plus haute importance pour une nourrice que les fonctions désignées sous

le nom de sécrétions et d'excrétions s'exécutent librement. Ainsi, pour maintenir la
transpiration dans un état normal, elle doit
éviter le passage brusque d'un air chaud et
humide à un air sec et froid. Elle doit aussi
faire en sorte d'avoir le ventre libre, car la
constipation serait fatigante pour elle. L'état
de diarrhée continuelle dans lequel se trouvent
quelques femmes est toujours nuisible à leurs
enfants qui ne trouvent jamais chez elles une
suffisante quantité de lait.

Il faut alors chercher dans le choix des aliments les moyens de corriger ce dérangement,
et se soumettre aux indications que fournissent
la nature du régime antérieur comparé au régime actuel, les phénomènes de la digestion,
la qualité et la quantité du lait, la manière
dont s'exécutent les autres fonctions du même
ordre; on doit surtout se guider à cet égard
sur l'état des différentes parties de l'appareil
de la digestion.

Ce qui est encore très-utile pour une nourrice, c'est de surveiller ses règles. Leur apparition, dans cette circonstance, est toujours un état contre nature ; il épuise, fatigue la femme, altère la qualité de son lait et s'oppose à sa préparation ; la nature, occupée de cette préparation, ne saurait être distraite, sans danger, par l'écoulement mensuel.

Une des causes qui déterminent le plus souvent l'éruption des règles chez les nourrices avant le temps requis, c'est l'abus des rapports conjugaux : ils agissent en appelant vers les parties intérieures une activité qu'elles ne doivent point encore avoir. Dans ce cas, ce n'est qu'en faisant cesser la cause qu'on prévient les dangers qui peuvent en résulter. J'ai fait part de ces observations à plusieurs femmes chez lesquelles les règles paraissaient dès le sixième et même le quatrième mois depuis leur accouchement, et qui cessaient de les voir en s'abstenant de tout rapport conjugal huit ou dix jours seulement avant l'époque où elles devaient paraître.

Si un lait insuffisant est un cas défavorable, une trop grande quantité n'est pas moins nuisible à la mère qu'à l'enfant : à ce dernier, parce que la partie séreuse prédomine toujours dans ce lait ; à la mère, parce qu'elle est exposée au trouble que jette dans l'économie une fonction qui s'exécute au préjudice de toutes les autres. Le principal moyen de modérer la sécrétion exubérante du lait, est de diminuer la nourriture de la femme, et de ne lui donner pour aliments que des substances contenant peu de parties nutritives, telles que l'épinard, la chicorée, les divers légumes non farineux, les fruits cuits. Mais je trouve fort irrationnel, j'allais dire fort ridicule, le conseil que donnent quelques accoucheurs de pratiquer des succions artificielles sur les seins, sous le prétexte de prévenir leur engorgement, et enlever ainsi à l'enfant le surcroît d'un aliment qui lui serait nuisible. Ce moyen, en effet, n'est propre qu'à augmenter l'action des seins et qu'à accroître le produit de leur fonction.

Quelques praticiens ont conseillé, dans ces cas, d'appliquer sur les seins des substances astringentes , comme une éponge imbibée d'eau de saturne ou de chaux, de dissolution de sulfate de zinc, d'alumine. Ces moyens ont, en effet, réussi quelquefois, mais ils sont toujours dangereux, et les quelques succès qu'ils ont obtenus ne justifient pas leur emploi.

Une nourrice ne doit pas non plus donner son sein à son enfant immédiatement après s'être laissé entraîner à un emportement de colère, ou après avoir éprouvé une joie vive , une frayeur subite. Il est de la plus grande nécessité qu'elle attende que le calme se rétablisse. Mais c'est un absurde préjugé de croire que quand elle s'est trouvée agitée par une des causes que je viens de signaler, elle doit rejeter, par une succion artificielle, le premier lait que son enfant prendrait après cette agitation. Ce lait peut être de qualité non nutritive, mais il y a loin de là à un lait qui deviendrait pour l'enfant un poison.

Des raisons qui doivent empêcher une femme de nourrir. — J'ai fait jusqu'ici, je crois, ressortir, sinon avec talent, du moins avec l'accent d'une profonde conviction, les immenses avantages de l'allaitement maternel ; mais, est-ce à dire pour cela que, dans l'état actuel des choses, cette obligation doive s'étendre à toutes les femmes indistinctement ? Non sans doute, car il est évident que les choses sont malheureusement telles aujourd'hui que, dans un grand nombre de cas, la mère et l'enfant perdraient au lieu de gagner.

C'est ainsi qu'une femme qui n'a qu'une très-petite quantité de lait, ne doit pas nourrir ; cependant il serait imprudent de se régler à cet égard sur ce qui se passe immédiatement après l'accouchement, car, souvent au bout de quelques jours, la succion de l'enfant détermine une plus grande activité dans les seins, et les amène à fournir une plus grande quantité de lait. Une nourriture substantielle, l'emploi des émulsions, des bains tièdes et gélatineux, ont souvent entretenu cette heureuse disposition.

Une mère affectée d'une de ces maladies que nous savons tous être transmissibles, ne doit jamais nourrir son enfant, à moins que cette maladie, comme la syphilis, la gale, n'existât sur elle avant son accouchement; car, dans ce cas, elle devrait se faire un devoir religieux, un véritable cas de conscience, de ne pas confier son enfant à une nourrice étrangère, à laquelle il pourrait communiquer sa maladie. Elle devra se traiter elle-même, ce qui profitera à son enfant aussi bien qu'à elle, sans que cela lui nuise en aucune manière.

La phthisie pulmonaire bien constatée et parvenue à ce que les auteurs nomment le second degré, est généralement un obstacle à l'allaitement; non pas, comme on le pense communément, parce que le lait peut contenir des éléments capables de transmettre la maladie, mais parce que les forces de la femme ne pourraient faire en même temps les frais d'un travail de désorganisation, qu'arrivé à ce degré rien ne peut plus arrêter, et ceux d'une fonction nouvelle. Néanmoins, dans cette dernière position, une femme ferait encore bien de nourrir pendant quelques jours, parce qu'on a constamment observé, ainsi que j'en ai déjà fait la remarque, qu'à la suite de l'accouchement chez les femmes prises de la poitrine qui ne nourrissaient pas, les symptômes de leur maladie s'aggravent.

Mais celles qui n'auraient qu'une simple disposition à phthisie, ou qui n'en seraient qu'à son premier degré, se trouveront toujours bien de nourrir. L'allaitement opérera alors une révolution salutaire et maintiendra éloignée des organes malades l'excitation que la matrice s'était naturellement appropriée pendant la grossesse, et qui, je le répète, après l'accouchement, tend toujours à faire irruption sur les parties les plus irritables.

Quant aux femmes rachitiques, c'est-à-dire qui porteraient, soit sur les membres, soit sur

la colonne vertébrale , des traces attestant
qu'elles ont été scrophuleuses ou nouées, elles
peuvent nourrir sans inconvénient, pourvu
qu'elles aient assez de lait et que leur conformation leur permette de donner à leurs enfants
tous les soins qu'exige leur position. L'hystérie,
l'épilepsie et d'autres maladies nerveuses n'o-
bligent pas toutes les femmes à renoncer à
nourrir. Un état de faiblesse naturelle de constitution ne s'y oppose pas non plus toujours ;
j'ai vu des femmes très-délicates jouir d'une
santé parfaite tout le temps qu'elles nouris-
saient, en se soumettant, bien entendu, à un
régime convenable.

Par tout ce que je viens de dire, je crois
avoir démontré que, s'il ne s'agissait que de
nourrir leurs enfants, peu de femmes trou-
veraient en elles-mêmes un obstacle insur-
montable à l'acquittement de ce devoir ; celles
surtout qui jouissent de toutes les douceurs de
la vie, et que leur fortune met à même de suivre un régime approprié, devraient regarder

comme un outrage l'exception qu'on a voulu faire à leur égard basée sur certaines bienséances consacrées dans la société par l'usage.

Mais la vie d'un enfant qui vient de naître ne repose pas uniquement sur la quantité suffisante ou les bonnes qualités du lait que peut lui offrir sa mère ; son existence et le développement de son organisation sont encore subordonnés à plusieurs conditions de bien-être, dont l'oubli effacerait toutes les chances favorables de santé et de conservation qu'il pourrait rencontrer dans l'allaitement maternel. Or, toutes les femmes qui ne peuvent pas placer leurs enfants dans ces conditions ne doivent pas hésiter un instant à renoncer à nourrir.

Cette observation, si importante dans ses résultats, s'adresse à la plupart des femmes qui habitent les grandes villes et à toutes celles qui, quoique dans une honnête aisance, sont obligées d'occuper les logements bas, humides et obscurs des rues étroites, d'entasser toute

leur famille dans ce qu'on nomme l'arrière
boutique ou dans les entre-sol, où elle reste
étiolée.

Les enfants de la classe ouvrière y sont bien
quelquefois affranchis de cet inconvénient en
habitant les parties les plus élevées des maisons,
mais ce qu'ils gagnent sous le rapport de la
lumière et de l'absence de l'humidité, ils le
perdent par l'étroitesse des pièces, où ils dis-
putent souvent à des animaux domestiques
quelques centaines de pieds cubes d'un air
que corrompt déjà l'entassement des matières
sur le façonnement desquelles repose l'existence du ménage.

Ainsi donc : l'allaitement maternel étant
essentiellement dans les vues de la nature, est
une chose favorable pour une femme qui jouit
d'une bonne santé, toutes les fois que sa position lui permet de suivre un régime convenable, et il est très peu de femmes qui trouvent dans leur constitution un obstacle à
l'accomplissement de ce devoir. Il est également

incontestable que les enfants retirent d'immenses avantages de cet allaitement et des soins qu'ils reçoivent directement de leurs parents ; mais la privation de ces avantages n'a pas sur la santé et la vie des enfants une influence aussi pernicieuse que le manque d'un air renouvelé et épuré par la lumière du soleil, d'où résulte cette espèce d'étiolement que subit le plus grand nombre de ceux qu'on élève dans le centre des grandes villes.

Par conséquent, confier leurs enfants à des nourrices de la campagne devient une obligation pour une grande partie des mères qui habitent les grandes villes et pour toutes celles qui se trouvent dans de semblables circonstances, et cela, je le répète, tout aussi bien que l'allaitement maternel est un devoir pour le plus grand nombre des femmes prises indistinctement.

Des précautions que doit prendre une nouvelle accouchée qui ne nourrit pas. — Si l'assertion précédente est incontestable, il est incontestable aussi que la position de la mère qui, venant d'accoucher, renonce à nourrir son enfant, n'est pas la même que celle de la femme qui se dispose à nourrir. Chez cette dernière, la nature devant avoir son libre cours, la femme se contente de donner le sein, et le travail en vertu duquel se prépare son lait se fait sans secousse, c'est-à-dire presque sans fièvre. Il n'en est pas de même pour celle qui ne doit pas nourrir; aussi doit-elle se soumettre à quelques soins qui puissent prévenir ce qu'on appelle communément un *lait répandu*.

En effet, comme nous le savons déjà, chez la femme qui ne doit pas nourrir, dès le surlendemain ses seins se gonflent, la fièvre de lait se manifeste par une grande fréquence et une élévation du pouls, une sueur générale, un mal de tête, un dégoût pour les aliments ; puis, le troisième jour la tuméfaction des seins augmente encore, les vaisseaux chargés de porter le lait au dehors, sous la forme de cerdons noueux, durs et sensibles au toucher, se dessinent sous la peau ; enfin, le lait prend son cours, mouille , inonde même les linges qui couvrent les seins.

Quelques femmes sont alors dans l'habitude de les envelopper de substances cotonneuses, épaisses , dans l'intention , disent-elles, d'étouffer leur lait. Ce moyen est non-seulement irrationnel, mais il est encore dangereux, car il n'est propre qu'à favoriser l'arrivée du lait au lieu de l'arrêter. Or, pour obtenir ce dernier résultat, il n'y a que deux choses à faire : diminuer le mouvement général de l'économie, en vertu duquel le sang se dirige vers les seins pour y être employé à la préparation du lait, ce qui constitue la fièvre proprement dite, et occuper la nature ailleurs en attirant ce même sang sur un organe éloigné.

La première de ces indications, je le répète, se remplit par la diète, les boissons d'eau d'orge et de chiendent. On remplit la seconde en ajoutant à ces boissons une substance capable d'exciter le cours des urines, comme le sel de nitre, à la dose d'un demi-gramme à un gramme par bouteille de liquide.

Si ce moyen, continué deux ou trois jours, ne suffit pas pour modérer l'afflux du lait, je n'hésite pas à donner, soit deux ou trois cuillerées de mon sirop anti-laiteux, soit une once de sulfate de soude dissoute dans une tasse de tisane amère. Je réitère même cette petite potion purgative deux jours après, et j'obtiens en général l'effet désiré.

En même temps, on couvre très peu les seins ; on peut aussi les couvrir de compresses imbibées d'eau blanche, d'infusion de persil, ou d'autres liquides légèrement astringents. Quand l'engorgement est arrivé au point d'occasionner de vives douleurs, on se sert quelquefois, avec beaucoup de succès, d'un liniment fait avec l'huile d'amandes douces, à laquelle on ajoute de l'ammoniaque ou alcali volatil, dans la proportion d'un gros d'alcali par once d'huile. On agite fortement le mélange, qui devient blanc et laiteux, et on en frictionne le sein deux et même trois fois par jour. En ajoutant à ce mélange quelques grains de camphre en poudre, on le rend à la fois résolutif et calmant.

Mais, dans les cas où le lait ainsi retenu, épaissi et dilatant les vaisseaux qui le contiennent, ce qu'on appelle vulgairement le *poil*, occasionne, par son défaut d'expulsion au dehors, de violentes douleurs, faut-il lui donner cours par des succions artificielles ? C'est l'avis de quelques accoucheurs qui disent, et souvent avec raison, que la première chose à faire, en médecine, est de calmer la douleur par la soustraction de la cause qui la produit et l'entretient. Aussi je n'hésite pas à donner ce conseil, et je fais cesser les succions dès que le dégorgement est obtenu, car, en les continuant au-delà du degré nécessaire pour soulager la femme, on s'expose à entretenir l'afflux du lait, et on agit en sens inverse du but qu'on se proposait d'atteindre.

Quelquefois le lait retenu dans ses conduits ne se borne pas à gonfler et à tenir les seins tuméfiés, il occasionne assez souvent une véritable inflammation de ces organes : alors la peau au lieu d'être pâle et bosselée, devient rouge et d'un aspect uniforme, les douleurs sont lancinantes et concentrées autour de l'aréole.

Il faut, dans ce cas, couvrir la partie malade de cataplasmes faits avec la farine de riz, de préférence à celle de graine de lin, parce que cette dernière contient une huile fort exposée à rancir et à occasionner des érysipèles chez les femmes à peau fine et blanche. On en vient même souvent aux sangsues , aux grands bains, on fait observer une diète sévère ; et si, malgré tous ces moyens, il se forme des abcès, il est prudent de les faire ouvrir de bonne heure, parce qu'en retardant trop, le produit de la suppuration décolle la peau et rend ainsi la maladie plus difficile et plus longue à se guérir.

CHAPITRE IV.

DE L'ÉDUCATION DES EN-FANTS EN BAS AGE;

DES MALADIES QUI LEUR SONT LES PLUS COMMUNES ET DES RÈGLES APPLICABLES AU TRAITEMENT DE CES MALADIES; DES PRÉCAUTIONS QUE DOIT PRENDRE, POUR ELLE ET POUR SON ENFANT, UNE FEMME QUI CESSE D'ALLAITER.

————————

§ Ier.

PREMIERS SOINS A DONNER AUX NOUVEAU-NÉS; ALLAITEMENT NATUREL, C'EST-A-DIRE PAR LA MÈRE, PAR UNE NOURRICE OU PAR UN ANIMAL.

Premiers soins. — En traçant la conduite à tenir auprès d'une femme en travail d'enfantement, nous avons cru devoir décrire de suite, et sans interruption, les soins dont elle devait être l'objet depuis le moment où ce travail commence jusqu'à l'époque où elle relève de ses couches. Revenons à l'enfant que nous avons laissé, après toutefois avoir indiqué ce qu'il y a de plus important à faire à son égard, au moment même de sa naissance : à savoir, la ligature du cordon qui le tenait attaché à sa mère.

Avant toutefois de pratiquer cette ligature, on doit s'assurer si l'enfant respire. S'il ne donne aucun signe de vie, et que pourtant il soit bien conformé, et ne présente rien qui puisse expliquer sa mort, on pourra croire qu'il est momentanément asphyxié. Alors on devra lui insuffler de l'air dans la bouche, exercer de légères pressions sur la poitrine, faire des frictions sur la région du cœur.

Pour insuffler l'air, on se contente souvent d'approcher sa bouche de celle de l'enfant, et de souffler avec force; ou bien on prend un

chalumeau de paille ou de toute autre substance, qu'on introduit dans sa bouche ou dans
ses narines, par une de ses extrémités, pour
pousser de l'air par l'autre extrémité. Il y aurait de l'imprudence à se servir pour cela d'un
soufflet de cheminée, d'abord parce que le jet
de l'air serait trop brusque, ensuite parce qu'on
risquerait d'introduire avec l'air dans les poumons, des cendres ou tout autre corps étranger
qui ne manque jamais de se trouver dans l'intérieur d'un soufflet qui a servi.

Si la grosseur de l'enfant, la coloration de sa
peau en rouge foncé, le gonflement de sa face,
la saillie de ses yeux, font supposer qu'il ne
respire pas, parce qu'il est sous l'influence
d'une congestion sanguine du cerveau, on devra, après avoir coupé le cordon, comme nous
l'avons indiqué précédemment, le laisser saigner un instant, pour le lier quand la respiration est établie. Ceci fait, on examine s'il
n'offre pas quelque vice de conformation auquel
il serait utile de remédier promptement.

comme une imperforation des ouvertures naturelles, une hernie de l'ombilic, un membre
démis ou fracturé ; circonstances qui exigeraient qu'on le soumît au plus tôt à l'examen
d'une personne de l'art.

Si rien de cela n'existe, on le dépose sur les
genoux de la personne chargée de le nettoyer
et de l'habiller. Pour le nettoyer, c'est-à-dire
pour débarrasser son corps de l'enduit gras et
glutineux, de la matière sébacée, comme disent
les médecins, dont il se trouve couvert au moment de sa naissance, plusieurs accoucheurs
veulent qu'on se contente de l'essuyer avec des
linges doux et secs ; d'autres, et c'est le plus
grand nombre , conseillent de détacher le
corps gras à enlever, au moyen d'un peu de
beurre ou d'huile, de cérat, ou même avec un
jaune d'œuf, d'autres enfin recommandent de
se servir à cet effet d'une éponge fine imbibée
d'eau tiède rendue légèrement active au moyen
d'une petite quantité de vin ou de quelques
gouttes d'eau-de-vie, d'eau de Cologne. Cette

dernière manière est assurément la meilleure, parce que l'éponge enlève très-également et permet qu'on fasse tomber par la simple expression l'eau dont elle est imbibée sur les parties qu'on craindrait de frotter.

Une fois l'enfant nettoyé, on panse son nombril, en passant la portion du cordon qui lui est adhérente dans un trou pratiqué dans une compresse doublée, puis on applique par dessus une ou deux autres compresses, et on retient le tout par une bande passée autour du corps, mais assez large pour ne pas faire l'effet d'une ligature, et assez peu serrée pour ne pas comprimer. Ce cordon se flétrit et se détache du quatrième au sixième jour, laissant à sa place une petite plaie qui ne tarde pas à se cicatriser. Comme cette plaie suinte quelquefois plusieurs jours, on la tient encore quelque temps couverte d'une compresse, et on la saupoudre d'un peu de poudre d'amidon ou de lycopode. Enfin, on s'occupe d'habiller l'enfant.

C'est par la coiffure que doit commencer l'habillement. Cette coiffure se compose simplement d'un bonnet de toile ou de cotonnade légère qu'on attache au moyen d'une petite bande mentonnière fort peu serrée, et qu'on recouvre d'un autre bonnet, qui n'est qu'un objet d'ornement. En plaçant la coiffure de l'enfant, on est quelquefois étonné de la forme oblongue qu'offre sa tête ; mais cette difformité provient le plus habituellement de la compression que le cuir chevelu a éprouvé au passage, et ne doit pas inquiéter, parce qu'elle se dissipe promptement.

Le bonnet étant mis, on lui passe une brassière de toile ou de coton, espèce de petite chemisette ouverte par derrière, et dans les manches de laquelle on introduit successivement les bras en saisissant ses doigts de manière qu'ils ne s'accrochent pas au passage, ce qui pourrait les luxer. Pour éviter cet accident, je fixe une feuille de papier autour du poignet de l'enfant, j'en contourne l'extrémité libre sous forme de cornet, et j'introduis le bras dans la manche. Par dessus cette première brassière, on en applique une deuxième d'un tissu plus épais ; on la fixe au moyen d'épingles ; puis on entoure le bas de la poitrine des couches, pièces de linge, meilleures en fil qu'en coton, qui passant au-dessous des bras alors laissés libres, retombent sur le reste du corps pour être relevées, fixées par derrière et recouvertes des langes, autres pièces d'étoffes ordinairement en laine ou en coton.

Toutes ces diverses parties du vêtement doivent être peu serrées ; car il y a vraiment barbarie à étendre, comme on le fait souvent, les membres d'un enfant, et à le tenir, pour ainsi dire, ficelé comme un paquet ; lui qui, ayant eu les membres fléchis dans le sein de sa mère, aurait tant besoin de les agiter, pour y faire arriver le sang, et, avec le sang, la chaleur naturelle. On ne conçoit pas, en vérité, comment l'usage de ce ridicule attirail de bandes dont on entourait, il y a un demi-siècle tout au plus, le corps des nouveau-nés, sous le nom de *maillot*, a pu durer si longtemps, et trouve encore des partisans dans certaines contrées.

Pour garantir l'enfant contre ses excrétions, et maintenir ainsi autour de lui une atmosphère plus pure, on remplace, la plupart du temps, et avec le plus grand avantage, le premier lange par une serviette pliée en triangle, dont le plein repose sur les fesses de l'enfant, dont deux des angles entourent le tronc comme une ceinture, et dont l'angle inférieur, passant entre les jambes, est ramené en avant et se fixe aux deux autres sur l'abdomen. L'enfant se trouve ainsi dans une sorte de petit caleçon qui empêche les excréments de s'épandre au loin et de le souiller.

Enfin, comme la peau du nouveau-né est très-délicate, et que ses impressions réagissent facilement sur le reste de l'économie, les pièces d'étoffes qui sont immédiatement appliquées sur lui doivent être très-douces au toucher. Aussi, quand on n'a pas de linge fin à sa

disposition, il faut avoir soin de ne pas employer de tissus neufs, mais de se servir de
linge plusieurs fois lessivé et même un peu usé.

Quand l'enfant est habillé, on est dans l'habitude de chercher à savoir si les différentes
parties de sa bouche sont assez bien disposées
pour téter. Autrefois, dès qu'un nouveau-né
éprouvait de la difficulté pour saisir le sein, on
croyait en trouver la cause dans la longueur
excessive du filet ou du repli membraneux qui
borne les mouvements d'élévation de la langue : on disait alors que l'enfant avait le *filet*,
et la plupart des sages-femmes se croyaient
dans l'obligation de le couper chez tous les enfants.

C'était là une erreur, un préjugé dont on
est à peu près complétement revenu aujour-
d'hui, et que ne partagent plus que quelques
personnes qui se livrent à la pratique des accouchements sans aucune des connaissances
anatomiques indispensables en semblable matière. Aussi sait-on de nos jours que la diffi-

culté qu'un enfant éprouve à prendre le sein
peut dépendre, et dépend en effet le plus souvent, de causes étrangères à un vice de conformation du filet ou frein de la langue; l'éta
du mamelon doit donc être pris ici en considération.

Du reste, comme il n'en coûte absolumen
rien de s'assurer de l'état de la langue, pou
peu que l'on soupçonne que l'enfant a, comm
on le dit, le *filet,* on introduit le doigt dans s
bouche; il cherchera alors à téter, et s'il l
prend bien, on sera sûr qu'il n'a pas ce vic
de conformation, et qu'il n'y a, par conséquent, aucune opération à faire; si, au con
traire, le doigt n'est pas pris, si la langue n
peut se porter jusqu'aux lèvres, ni s'élever jus
qu'au palais, et semble rester immobile dans l
cercle alvéolaire, alors on doit croire que l
filet existe et le détruire.

Dans ce cas, la tête de l'enfant étant renver
sée en arrière, on soulève la langue avec le
doigts de la main gauche ou avec la plaque fen

due d'une sonde cannelée; puis, de la main droite armée de ciseaux mousses, on divise rapidement le frein, en dirigeant la pointe de l'instrument un peu en bas pour ne pas toucher aux artères ranines. La plaie n'exige aucun traitement et se cicatrise d'elle-même en peu de temps.

Enfin, quand l'enfant a reçu tous ces soins, on le couche ordinairement sur le côté pour lui permettre de rendre aisément les glaires que sa bouche peut contenir, et les empêcher de tomber dans le larynx; on doit le mettre de préférence sur le côté gauche, parce qu'à cet âge le foie étant très-développé, cet organe pourrait souffrir de la compression qui s'exercerait sur lui si on couchait l'enfant à droite.

Allaitement maternel.—Je crois avoir donné des preuves suffisantes des avantages matériels qu'en général une mère a de nourrir elle-même son enfant; eh bien! les avantages que ce dernier retire de cette conduite ne sont pas moindres. Personne, à mon avis, ne les avait mieux fait ressortir que M. Raspail, dans le passage suivant de son *Nouveau Système de chimie organique* :

« Lorsque, par un instinct inné, le nourris-
» son attache ses lèvres au bout du sein de la
» mère nourricière, le lait aspiré par la suc-
» cion passe des vaisseaux lactifères dans l'es-
» tomac de l'enfant comme s'il circulait d'un
» canal vasculaire dans un autre; et, à l'abri
» du contact de l'air, il parvient à la nutrition
» du petit parasite avec toutes les qualités qu'il
» apporte à la nutrition des tissus dans les-
» quels il s'est formé.

» Mais il n'en est plus de même dès l'instant
» qu'on est obligé de substituer l'allaitement
» artificiel à l'allaitement naturel, et de rem-
» placer la mamelle de la mère par le biberon;
» il faut que la vigilance la plus active tienne
» lieu de tout ce qui manque, et que les soins
» de propreté se multiplient pour conserver in-
» tacte au passage la substance que la mère se
» contentait d'offrir. Le lait de la mère est une

» panacée contre tous les maux de l'enfant ; il
» le nourrit, il le soulage, il le console. Le lait
» qu'on lui administre (artificiellement) le
» nourrit péniblement ; après s'en être repu,
» on voit qu'il lui manque encore quelque
» chose ; ses lèvres semblent rechercher la
» coupe qui seule saurait le désaltérer ; et si la
» douleur vient à envahir cette existence in-
» complète, il faut que toute la science de la
» médecine lutte longuement contre un mal
» qu'une goutte du nectar maternel aurait dis-
» sipé sur l'heure. »

Nous avons précédemment agité la question
de savoir s'il vaut mieux donner le sein de
bonne heure qu'attendre le second et même le
troisième jour ; et, ne considérant alors que le
seul intérêt de la mère, nous avons arrêté qu'il
est infiniment préférable pour elle de le faire
dès le moment où les angoisses de l'accouchement se sont dissipées, c'est-à-dire au bout de
cinq, six, huit heures, que d'attendre le développement de la fièvre de lait.

Cette détermination n'est pas moins favora -
à l'enfant, car s'il saisit le mamelon et tette
sans répugnance, la mère lui fournit un aliment parfaitement approprié à ses besoins.
C'est non pas un véritable lait, mais un liquide
jaunâtre, séreux, appelé *colostrum*, auquel on
attribue, avec raison, suivant moi, une action
favorable sur les voies digestives, et qui le
purge plus qu'il ne le nourrit, en lui faisant
rendre la matière glutineuse et noirâtre qui
remplit ses intestins et qu'on nomme *meco-
nium*.

Quelques médecins, frappés de la saveur désagréable de ce premier lait et de la grande
quantité de matières grasses qu'il contient,
n'ont point admis les qualités qu'on lui reconnait généralement ; mais les faits sont là pour
prouver sa destination , et son action est
si évidente pour toute personne qui étudie la
nature avant de raisonner, qu'on est souvent
obligé, quand on confie un nouveau-né à une
nourrice qui a un lait ancien, de suppléer au

colostrum par quelque léger purgatif, comme le sirop de chicorée composé étendu de parties égales d'eau, ou tout simplement par de l'eau miellée.

De cette nécessité dans laquelle on est, dans ce cas, de donner au nouveau-né une boisson purgative, faut-il conclure qu'il faille purger les enfants à leur naissance, comme on le fait en quelques pays? Non sans doute ; dans la généralité des cas les purgatifs sont pour le moins inutiles. Il en est de même de l'eau sucrée qu'on a l'habitude de donner immédiatement après la naissance : rien n'en justifie le besoin, à moins que quelque circonstance ne force de retarder trop longtemps l'allaitement, comme je l'ai précédemment indiqué.

Quoi qu'il en soit, pour que l'allaitement s'exerce d'une manière convenable, il faut que la mère et l'enfant soient bien placés. La femme ne pouvant dans les premiers jours se tenir debout, allaite un peu couchée sur le côté. L'enfant doit être présenté parallèlement à son corps, entre les bras et la poitrine, et la tête soutenue par les bras de sa mère. Sa bouche placée à la hauteur du mamelon s'y applique, il le saisit ordinairement de suite, et exerce la succion sans autre préambule. On est pourtant quelquefois obligé de faire jaillir quelques gouttes de lait entre ses lèvres ou dans sa bouche pour l'y engager.

Pendant que l'enfant tette, sa mère le soutient d'une main par le dos, et de l'autre le sein, de manière à maintenir le mamelon dans sa bouche à l'aide des doigts indicateurs et medius, entre lesquels elle en comprime légèrement la base en pressant de la paume de la main sur le sein lui-même pour facilité l'issue du lait. Dans cette manœuvre, elle doit faire en sorte que les narines de l'enfant restent libres, sans quoi, privé de respiration, il lâcherait prise aussitôt. La fonction s'exerce du reste par une véritable succion : les lèvres de l'enfant, en s'appliquant sur le mamelon, se convertissent en une sorte de ventouse ; sa

petite langue est adaptée à la face inférieure du
du mamelon sous forme de gouttière, les joues
se contractent, le vide se fait avec les lèvres,
qui compriment d'arrière en avant le mamelon.

Ce dernier organe, ainsi excité, verse quelquefois le lait avec tant d'abondance, que si
l'enfant l'abandonne, le lait est lancé à une
grande distance. Dans ces cas, s'il ne le quitte
pas, il ne peut l'avaler assez vite et se trouve
quelquefois menacé de suffocation. Dans les
premiers temps, il ne tette pas d'une manière
continue : il s'arrête souvent et semble se reposer ; mais par la suite, devenu plus vigoureux, il s'interrompt moins souvent.

Lorsque l'enfant tette *à vide*, comme on
dit, c'est-à-dire qu'il n'extrait pas de lait de la
mamelle, ou qu'il n'en tire que de la sérosité
quelquefois sanguinolente, les mouvements de
succion s'effectuent comme lorsqu'il tette réellement. Mais les mouvements de déglutition
n'ont lieu que d'une manière incomplète, et
surtout l'on n'entend pas le bruissement du li-

quide qui tombe de la bouche dans l'arrière-bouche.

Ces détails m'ont semblé nécessaires, parce qu'ils servent à tenir les nourrices en garde contre l'erreur qui pourrait faire croire que l'enfant tette réellement, l'orsqu'en effet il ne prend que peu ou point de nourriture. A chaque gorgée, la même opération que celle que je viens de décrire se répète jusqu'à ce que l'enfant soit rassasié et lâche prise de lui-même. On recommence toutes les fois que par ses cris il réclame un nouveau repas. La mère aura soin de donner alternativement l'un et l'autre sein, afin qu'ils soient tous deux également désemplis, à moins, toutefois, que l'un ne paraisse plus riche en lait que l'autre, ou qu'un accident quelconque n'empêche de les livrer tous les deux.

On a souvent agité la question de savoir s'il y a convenance à régler les heures de repas de l'enfant. On a fixé à trois, quatre, six heures les distances entre chaque allaitement. Pour peu qu'on veuille examiner les choses de près, on voit de suite qu'il est impossible de rien préciser à ce sujet : c'est la voix de la nature, c'est-à-dire le besoin de l'enfant qu'il faut consulter.

Dans les premiers mois, il paraît végéter dans le sommeil, d'où il n'est retiré de temps en temps que par le sentiment de la faim qu'il exprime par des cris. Ce sentiment paraît lui-même revenir à des distances variables, selon la constitution de l'enfant et les qualités du lait de la mère. En conséquence, il doit être remis au sein toutes les fois qu'il s'éveille et que par ses cris il réclame la satisfaction de son appétit.

A mesure qu'il prend de la force, ses besoins augmentent et ses repas deviennent alors de plus en plus copieux. Le lait de la mère subit aussi des changements en harmonie avec ces circonstances ; il devient de plus en plus substantiel, de moins en moins séreux. Après le troisième mois, l'enfant exerce lui-même sur le sein, avec sa petite main, une sorte de com pression qui, en augmentant l'expression du lait, satisfait à merveille ses besoins.

Après cette époque, ou même avant, on rend la nourriture de l'enfant plus substantielle en ajoutant au lait de la mère de légères crêmes de farine ; mais celles qui sont faites avec le pain cuit sont préférables à ce qu'on nomme communément la bouillie, parce qu'en cuisant le pain a acquis un certain degré de fermentation qui le rend d'une assimilation plus prompte et plus réparatrice. On prépare depuis quelques années, à Paris, des biscottes qui, dissoutes et bouillies dans le lait ou l'eau sucrée, forment une très-bonne alimentation auxiliaire pour les jeunes enfants.

Depuis quelque temps on cherche à faire prévaloir, surtout dans les classes aisées, un usage assez répandu en Angleterre, c'est de seconder le lait d'une nourrice par des bouillons ou jus de viande. Je ne saurais trop blâmer cet usage : il est basé sur cette idée, vraie en général, que la nourriture animale étant plus réparatrice que le régime lacté, l'enfant s'en trouvera mieux nourri. Mais il est erroné dans l'espèce, par cette raison bien simple, que l'estomac d'un jeune enfant est aussi impropre à digérer des bouillons que ses mâchoires sont peu disposées pour déchirer de la viande.

Cette importante question vient d'ailleurs d'être résolue par des expériences décisives, desquelles il résulte que les jeunes animaux soumis prématurément à une nourriture disproportionnée avec leurs forces digestives, ont offert les altérations qui dépendent d'une alimentation insuffisante, et en particulier le ramollissement des os, connu sous le nom de *rachitisme*, maladie trés-commune dans les classes pauvres et dans les contrées malheureuses.

La plus curieuse de ces expériences, quoique concernant des petits chiens et non des enfants, est la suivante : Quatre jeunes chiens, d'une même portée et d'une semblable apparence de santé, ont été élevés, soumis à des régimes différents. Deux ont été laissés à la mamelle jusqu'à ce que la dentition fût complète, sans qu'on leur permît d'autre nourriture que le lait de leur mère. Le troisième fut sevré de très-bonne heure et nourri avec du pain trempé de lait et d'eau grasse. Le quatrième, séparé de sa mère en même temps que le précédent, a été livré à toutes les fantaisies de son appétit, et fut avide de ce qu'on nomme la pâtée.

Or, les deux premiers chiens n'ont pas eu à subir la plus légère altération dans leur santé, leur dentition s'est effectuée sans secousse, sans la moindre souffrance, et ils sont devenus forts et vigoureux. Le troisième fut pris à cinq mois d'une diarrhée séreuse, à laquelle il ne succomba pas, mais il resta faible et chétif. Quant au quatrième, il acquit d'abord une taille et un embonpoint florissants, mais il fut pris, en même temps que le troisième, de diarrhée et de vomissements qui le firent périr en quelques jours. Les détails de ces expériences ne sont pas moins applicables aux enfants qu'aux animaux qui en ont été le sujet.

Quant au temps pendant lequel l'enfant doit être nourri au sein, nous en parlerons à l'occasion du sevrage, puisque tout ce qui a trait à ce sujet se rapporte aussi bien à l'allaitement par la mère qu'à celui qui a lieu par une nourrice ou par un animal.

Allaitement par une nourrice étrangère. — Quand une mère, pour les raisons que nous avons précédemment énumérées, se trouve dans l'impossibilité de nourrir elle-même son enfant, le bon sens indique nécessairement que ce qu'elle a de mieux à faire, c'est de le confier à une nourrice étrangère. Aussi, comme c'est ordinairement dans le centre des grandes villes que naissent ces obstacles à l'allaitement maternel, on est sûr d'y trouver des établissements chargés de fournir des nourrices ; quelques - uns même de ces établissements, comme à Paris, appartiennent à l'Administration, et offrent de jour en jour plus de garantie,

Or, les qualités que demande la condition de nourrice méritent la plus grande attention, car il ne suffit pas seulement qu'elle soit exempte des vices de constitution ou autres que j'ai dit pouvoir dispenser une mère de nourrir son enfant ; il faut encore qu'elle possède de nouvelles qualités pour compenser, autant que possible, les inconvénients attachés à l'allaitement étranger.

Ainsi donc, il est nécessaire que cette nourrice soit nouvellement accouchée, et indispensable que son lait soit bon et en quantité suffisante. Pour remplir le mieux possible les conditions exigées, il faut qu'elle soit à la fleur de l'âge, c'est-à-dire qu'elle ait de vingt à trente ans ; qu'elle soit d'un embonpoint médiocre, d'une bonne constitution et exempte, autant que possible, de difformités ; qu'elle soit brune plutôt que blonde, mais jamais rousse ; non pas que le lait de cette dernière puisse offrir par lui-même aucun principe nuisible, mais parce que les femmes rousses portent souvent une odeur capable d'affecter l'odorat d'un enfant au point de le forcer à refuser ou à ne recevoir qu'avec peine le sein qu'elles lui présentent.

Ce qui peut encore être pris en considération dans le choix d'une nourrice, c'est que sa bouche soit garnie de belles dents, que ses gencives soient vermeilles, son haleine douce ; que ses seins ne soient pas trop volumineux, et que les mamelons s'irritent et se relèvent promptement par la succion. Enfin, avec des qualités égales, même avec quelque léger désavantage sur les points peu importants, bien entendu, celle qui aurait un caractère doux, de la gaieté, de bonnes mœurs et un peu d'aisance, doit toujours être préférée.

Examinons en détail les principales conditions que je viens de poser. J'ai dit qu'il était nécessaire qu'une nourrice fût récemment accouchée ; cette considération est importante parce que, bien que l'on ait tous les jours de nombreux exemples de femmes qui ont nourri

successivement deux, trois, même quatre enfants, on ne peut se dispenser de reconnaître
qu'il y a toujours de l'inconvénient, et quelquefois du danger à donner du lait trop ancien à
un nouveau-né. Aussi, puisqu'il est rare qu'une
mère trouve une nourrice accouchée en même
temps qu'elle, elle doit toujours en chercher
une qui n'ait encore nourri que son propre enfant, et s'assurer qu'en commençant à allaiter
l'un, elle sèvrera l'autre.

Sans doute, le lait ne s'altère pas par l'acte
de l'allaitement, mais il est certain que plus il
est vieux, plus il est consistant, et par conséquent moins il est proportionné à la faiblesse
des organes digestifs d'un nouveau-né. Il est
important de signaler ici une erreur assez généralement répandue : c'est que l'enfant renouvelle le lait et en diminue la consistance ; c'est
un de ces mille préjugés que les nourrices ont
intérêt à entretenir et que les mères adoptent
sans examen.

J'ai avancé que les seins d'une bonne nour-

rice n'étaient jamais très-volumineux : en effet, ce développement n'indique pas toujours
qu'ils donneront beaucoup de lait, parce que
la glande mammaire est ordinairement, dans
ces cas, entourée d'un coussinet graisseux qui
augmente son volume en pure perte. Quant à
la forme des seins, elle ne me semble pas avoir
toute l'importance qu'on lui attache. On peut
cependant dire qu'en général ceux qui sont
étalés sur la poitrine donnent rarement beaucoup de lait ; ceux qu'il faut préférer sont ceux
dont la forme est demi-sphérique et dont les
bouts sont assez saillants pour être aisément
saisis par la bouche de l'enfant.

En conseillant de donner la préférence à une
femme qui a de l'aisance sur celle qui n'en a
pas, je ne prétends pas que la femme pauvre
ne puisse pas être aussi consciencieuse et aussi
zélée que toute autre ; mais on conviendra aisément que la nourrice qui ne sera pas pressée
par la nécessité, sera moins exposée à des
travaux pénibles, aura une meilleure nourri-

ture, sera mieux logée, etc., toutes choses qui ne peuvent donner que de la qualité à son lait. Je voudrais même qu'il ne fût permis aux femmes de la campagne de prendre un nourrisson qu'en prouvant qu'elles ont une vache, parce qu'on serait au moins sûr que si leur lait venait à faire défaut, elles pourraient y suppléer.

J'ai dit aussi qu'une nourrice de bonnes mœurs donnait toujours une garantie de plus des soins qu'elle doit à l'enfant qu'on lui confie. Mais en parlant de bonnes mœurs, je suis loin d'avoir voulu exclure les filles mères ; car on trouve souvent chez plusieurs femmes dans cette position, des avantages que n'offrent pas toujours les nourrices mariées. Ces avantages, quand elles vivent retirées, sont de ne pas être sans cesse tourmentées par les inquiétudes du ménage, de ne pas être exposées, à chaque instant, à devenir enceintes ou à recevoir quelques mauvaises maladies de maris débauchés. Aussi les filles mères sont-elles recherchées pour être nourrices sur lieux, quand leurs antécédents montrent qu'elles sont plutôt victimes d'un moment d'erreur que punies de leur inconduite.

Si de là nous passons aux qualités du lait d'une nourrice, nous devons savoir qu'il doit avoir d'autant moins de consistance et s'éloigner d'autant plus du blanc mat, qui constitue sa bonne qualité, que la femme est plus rapprochée du moment de son accouchement. En effet, dans les premiers mois il est aqueux, peu coloré ; à six semaines ou deux mois, sa couleur est encore d'un blanc tirant sur le bleu ; ce n'est guère qu'au quatrième ou cinquième mois qu'il doit être blanc, doux et sucré. Le bon lait doit tenir le milieu entre le séreux et celui qui est très-consistant.

En général, le meilleur moyen d'apprécier la qualité du lait d'une nourrice, c'est de savoir si l'enfant auquel on le destine le suce avidement et s'en trouve bien ; car, telle femme, belle nourrice d'ailleurs, offre à l'examen un lait d'un très bel aspect et qu'un en-

fant refuse, tandis qu'il se jette avidement sur
le sein d'une nourrice infiniment moins belle
et donnant un lait moins beau en apparence.
Cette manière de juger le lait est certainement
un moyen plus sûr que ceux qu'on voit journellement employer, et qui consistent, soit à
en faire couler sur l'ongle pour en connaître
la consistance, soit à le faire bouillir pour savoir s'il tourne à l'aigre, soit enfin à le goûter
pour chercher à en connaître la saveur.

Mais, comme un enfant affamé par une privation de lait trop longtemps continuée, pourrait saisir avidement un sein qui ne donnerait
pas un lait capable de le conduire à bonne fin,
une mère a encore un moyen d'apprécier les qualités du lait d'une nourrice : c'est de se faire
présenter le propre enfant de cette dernière :
s'il est bien portant, c'est une des preuves les
plus convaincantes en faveur de sa mère.

Il faut toutefois s'être bien assuré que l'enfant présenté par la nourrice est bien le sien,
et non pas un enfant emprunté pour la cir-

constance, et, de plus, qu'il est exclusivement nourri du lait de sa mère. Quand je suis chargée du choix d'une nourrice, ce sont deux points sur lesquels je ne manque jamais d'insister ; car j'ai découvert tant de ruses de la part des nourrices, que je ne saurais trop avertir les mères de s'entourer à leur égard de toutes les précautions possibles. Les bureaux de placement sont loin, malgré la surveillance dont ils sont l'objet de la part de l'autorité, de mériter au même degré la confiance publique.

Quant aux prétentions qu'a eues, dans ces derniers temps, la science de découvrir, à l'aide du microscope, les qualités du lait par l'examen des globules qui le composent, elles n'ont jusqu'ici abouti qu'à des résultats si incertains, et souvent si contradictoires, qu'ils sont incapables de servir de guide. Et ces résultats seraient-ils plus fixes, qu'ils resteront longtemps encore dans le seul domaine de la science et inaccessibles aux gens du monde.

Néanmoins, il existe un moyen assez sûr de

reconnaître la richesse ou la pauvreté du lait en matériaux solides : c'est de le soumettre au *lactomètre*. L'emploi de cet instrument repose sur ce fait, que lorsque le lait est abandonné à lui-même, il se sépare en deux couches, dont la supérieure, due à la réunion des globules laiteux, constitue la crème. Or, la quantité de crème donne la richesse du lait, tout au moins quant à ses matières grasses. Le lactomètre consiste donc en une éprouvette divisée en 100 parties. Après l'avoir rempli de lait et avoir laissé ce lait reposer vingt-quatre heures, pour que la séparation soit bien complète, on note le nombre de degrés occupés par la crème. Or, de nombreuses expériences ont démontré que le lait de femme de bonne nature donne de 5 à 4 parties de crème sur 100.

Je ne terminerai pas sans avertir qu'une nourrice qui a déjà allaité un ou deux enfants est toujours, à qualités égales, préférable à celle qui n'a pas encore nourri, parce que l'expérience lui a appris en détail tous les soins

qu'il faut donner aux enfants, tandis que l'autre préjuge quelquefois trop de ses forces en
se croyant capable de faire face à toutes les
exigences de la position d'une nourrice qui
veut faire convenablement son devoir.

J'ai été et je suis encore très-souvent consultée par des mères qui désirent savoir dans
quelle contrée des environs de Paris les enfants
envoyés en nourrice ont plus de chances de
vie. J'avoue n'avoir jamais pu répondre catégoriquement, tant les résultats fournis par
les faits sont contradictoires et parfois opposés
à tout ce qu'on pourrait pressentir. En voici
une preuve :

D'un relevé statistique fourni par l'établisse-
ment municipal des nourrices, pour l'année
1851, il résulte que dans les arrondissements
de Château-Thierry, de Dreux, d'Épernay,
d'Évreux et de Montargis, la mortalité sur les
nourrissons envoyés de Paris a été de 23, et
même de 24 pour 100, tandis que dans ceux
de Mortagne, de Troyes, de Soissons, de Sens

et de Joigny, qui certes ne sont pas dans des conditions d'aisance et de salubrité supérieures aux cinq autres, cette mortalité n'a été, terme moyen, que de 15 à 16 pour 100.

Tout cela n'empêche pas que si, pour mon propre compte, j'avais à choisir entre deux nourrices, ayant les mêmes qualités personnelles, mais dont l'une habiterait les plaines arides et marécageuses de la Sologne, et l'autre les fertiles vallées de la Normandie, je n'hésiterais pas à donner la préférence à cette dernière.

Allaitement par un animal. — Autrefois, lorsqu'une mère ne pouvait ou ne voulait pas remplir le devoir de nourrice, on confiait l'allaitement à un animal, qui était ordinairement une chèvre ou une brebis; cette espèce d'allaitement est aujourd'hui presque entièrement tombé en désuétude, d'abord parce qu'il ne peut guère être mis en pratique qu'à la campagne, où il est aussi facile de trouver une nourrice que l'animal convenable; ensuite parce que la chèvre ou la brebis ne donnent pas du lait le temps nécessaire à l'allaitement d'un enfant.

Si on ne consultait, dans cette circonstance, que la nature du lait, celui d'ânesse, se rapprochant davantage de celui de la femme, serait préférable dans beaucoup de cas à celui de la chèvre, dont la digestion est plus difficile et cause parfois des insomnies et de l'agitation; mais l'ânesse étant moins facile à dominer que la chèvre, offre sous ce rapport un désavantage qu'accroît encore la disproportion qui existe entre le pis de l'animal et la bouche de l'enfant.

Cependant si on voulait avoir recours à ce genre d'allaitement, nous dirions qu'il paraît convenable de se servir d'une chèvre jeune, de seconde portée, que l'on dresse assez facilement. On doit aussi donner la préférence à une chèvre blanche, parce que son lait a une odeur moins forte.

L'auteur que je viens de citer, voulant remettre en honneur cet usage aujourd'hui aban-

donné, s'écrie, dans un accès de misanthropie :
« Jeunes mères de nos cités... si les nourrices
« vous font défaut, donnez pour nourrice à
« votre fils la chèvre qui, plus tard, sera fière
« de lui prêter son dos pour monture et ses
« cornes pour soutien. Quand la science sera
« en état de vous produire du lait de toutes
« pièces, elle aura le droit de vous imposer ses
« nourrices automates ; jusqu'à cette époque,
« rapprochez-vous, autant que vous le pour-
« rez, de la nature, et éloignez-vous, autant
« que faire se pourra, de l'art et de ses mer-
« veilles. » Quelque éloquentes que soient ces
phrases, je doute qu'elles puissent réhabiliter
parmi nous l'allaitement dont il est ici question. Aussi pensé-je qu'on ne pourrait guère y
avoir recours que dans quelques cas rares,
comme par exemple quand on voudrait communiquer au lait, à l'aide d'agents médica-
menteux administrés à l'animal, des propriétés
spéciales appropriées aux besoins du petit
malade.

§ II.

DE L'ALLAITEMENT ARTIFICIEL ET DES MOYENS D'EN ATTÉNUER LES INCONVÉNIENTS.

L'allaitement *artificiel*, qu'on nomme ainsi par opposition aux trois genres d'allaitement que nous venons d'étudier et qui constituent l'allaitement *naturel*, consiste dans l'administration de boissons laiteuses à l'aide de biberons, alors qu'une mère ne peut ou ne veut ni nourrir elle-même son enfant ni le confier à une nourrice.

Dans beaucoup d'établissements publics d'enfants nouveau-nés, on n'emploie pas d'autre moyen de les nourrir, et dans plusieurs pays, comme en Normandie, par exemple, beaucoup de femmes qui se font nourrices ne se servent que du biberon. Si on jugeait de ce genre d'allaitement par les tristes résultats qu'il donne dans la plupart des établissements publics, on devrait en avoir la plus défavorable opinion : car la mortalité y est effroyable.

Mais l'expérience a prouvé aujourd'hui, et prouve tous les jours, que les enfants viennent assez bien au biberon s'ils reçoivent d'ailleurs des soins convenables et respirent un air pur. Beaucoup d'enfants élevés de la sorte dans des maisons particulières, par leurs propres mères ou des personnes soigneuses et attentives, se sont parfaitement développés et jouissent d'une santé excellente. Si le même fait ne se vérifie pas dans les établissements publics, c'est que les enfants n'y reçoivent pas les soins convenables, et voilà tout.

Le genre d'allaitement dont il est ici question, ayant repris faveur depuis qu'il a été démontré, de la manière la plus irréfutable, que ses inconvénients dépendaient surtout de l'inobservance des autres conditions hygiéniques sur lesquelles repose la vie des enfants, on s'est beaucoup occupé de savoir de quel lait on devait se servir et, pour cela, on est arrivé, comme dans l'examen du lait des femmes appelées à devenir nourrices, aux résultats les plus contradictoires. Ce qui est resté à peu près hors de doute, c'est que, de tous les laits, c'est celui d'ânesse qui a le plus de rapports dans sa composition chimique avec celui de la femme. Il contient un peu moins de crème, mais il lui ressemble par la saveur, l'odeur, la densité. Malgré tout ce que la science a pu apprendre à ce sujet, c'est encore au lait de vache qu'on donne la préférence, et on a raison, d'abord parce qu'il est celui qu'il est plus aisé de se procurer, ensuite parce que l'expérience avait démontré, avant la chimie, que rien n'était plus facile que de le ramener aux conditions convenables, comme nous allons le voir bientôt.

Quoi qu'il en soit, quand on nourrit un enfant au lait de vache, on doit préférer celui d'une vache jeune, bien portante, nourrie à la campagne, au grand air, et d'herbes fraîches. En temps d'épizooties, très-fréquentes sur les animaux à l'ordre desquels appartient la vache, il faut, sans balancer, renoncer à se servir de ce lait, parce que l'animal peut être atteint à l'improviste, et son lait se ressentir de la maladie, avant même qu'il en offre des marques évidentes. On aurait alors recours à un autre animal sur lequel l'épidémie ne frapperait pas.

Il est indispensable que le lait qu'on donne à l'enfant soit frais ou récemment trait. On le coupe d'abord avec de l'eau d'orge légère, ou de l'eau simple sucrée, dans des proportions à peu près égales. Ce mélange doit toujours être tiède, ce qui s'obtient en versant tout simplement de l'eau chaude dans le lait. On peut aussi le réchauffer au bain-marie; le mélange doit être renouvelé souvent, surtout en été.

Après le second mois, on rendra le lait plus nourrissant en diminuant graduellement la proportion et en augmentant la consistance du liquide aqueux. La décoction d'orge germée, qui par elle-même est assez sucrée, paraît, à mon avis, très-favorable à la santé de l'enfant; aussi la mêle-t-on avec avantage au lait. Quelques personnes ont l'habitude de joindre au lait une forte décoction d'orge préalablement torréfiée comme du café : cette substance, dit-on, donne à l'enfant de la fraîcheur et de l'embonpoint. Rien ne me l'a démontré, de même que rien ne m'a prouvé le contraire.

On continue ainsi jusqu'à quatre ou cinq mois; on peut alors joindre l'usage des crèmes farineuses, comme les bouillies claires faites avec la farine de froment, la mie de pain séchée et pulvérisée, ou la biscote réduite en farine; puis, pour varier l'alimentation, leur substituer bientôt la semoule, le tapioka, l'arrow-root, la fécule, la crème de riz, le vermicelle bien cuit. On diminue le nombre de repas au lait, et peu à peu on arrive à l'époque du sevrage, ou, pour mieux dire, à l'époque où l'enfant peut se nourrir d'autres aliments que du lait; ce qui n'empêche pas, bien entendu, de continuer l'usage du lait sous forme de potage ou autrement.

Quelques chimistes, ayant cru rencontrer dans le lait de femme quelque chose d'animalisé qui ne se trouve pas dans celui des herbivores, ont cru pouvoir donner le conseil de couper le lait de vache avec un tiers de bouillon faible ; c'est un mauvais procédé, je l'ai déjà dit et je le maintiens.

Enfin ces hommes, plus jaloux de leur renommée que du bien public, se sont imaginé d'enlever l'acidité que présente, dans quelques cas, le lait de la femme en y ajoutant une certaine quantité de principe alcalin, comme du bi-carbonate de soude ; c'est encore une utopie dont rien en pratique ne justifie la nécessité.

Quant à ce qui est de la manière de donner le lait dans l'allaitement artificiel, on emploie à cet égard deux manières : la cuiller ou le biberon. La cuiller est fort incommode, nonseulement parce que le lait y baisse bien vite en température, mais encore parce qu'on en perd toujours beaucoup et que, contenant peu de liquide, elle force l'enfant à boire par saccades.

On a reproché aux biberons de disposer les

enfants aux coliques, aux flatuosités et à d'autres accidents par l'air qu'ils avalent dans la succion; aussi, sur la fin du siècle dernier, en avait-on complétement proscrit l'usage; mais on y est généralement revenu aujourd'hui, par la raison même pour laquelle on l'avait abandonné.

En effet, forçant l'enfant à boire par succion, il est bien plus propre que la cuiller à imiter ce qui se passe dans l'action de téter; c'est-à-dire à faire arriver dans l'estomac, en détail et mélangé à la salive, le lait que la cuiller y précipitait en masse et sans l'imprégnation d'un fluide si nécessaire à la digestion.

Les biberons ordinaires consistent tout simplement en une bouteille de verre blanc, d'une forme quelconque, dont on garnit le goulot avec une éponge fine taillée en forme de mamelon. Comme l'éponge contient souvent des petits grains de sable qui restent cachés dans ses cellules, qu'elle se nettoie difficilement, et que ramollie elle se déchire aisément sous la pression continuelle des lèvres et de la langue de l'enfant, on lui a substitué un bouchon taillé à la manière d'un bout de sein et percé . dans sa longueur , d'un étroit pertuis par lequel le lait est aspiré ; on a aussi percé le flacon, vers les trois quarts environ de sa hauteur , d'un trou qui laisse pénétrer l'air extérieur et, dont la pression aide à faire monter le liquide jusque dans le bout de sein représenté par le bouchon.

Enfin, comme le liége est par lui-même une substance assez cassante, on a cherché à le remplacer par de véritables tétines de vache , préparées de manière à ne donner aucune odeur, à ne pas se corrompre et à conserver les petits trous par lesquels doit passer le lait. Ces biberons remplissent très-bien le but auquel on les destine, et nous les voyons tous les jours employés avec un succès qui justifie la préférence que bien des personnes leur accordent.

Le lait que contiennent les biberons doit être renouvelé une et même deux fois par jour, et

n'être préparé qu'à mesure qu'on en a besoin ;
sans cette précaution il perd sa qualité, c'est-
à-dire s'acidifie promptement par la fermentation. Il convient de le donner à la température
de celui qui sort du sein de la nourrice, c'est-
à-dire tiède ; pour cela, on fait chauffer un peu
le liquide avec lequel on le coupe ordinairement, comme je l'ai dit, et on verse le tout
dans le biberon que l'on présente à l'enfant.

Si le tout n'est pas bu, on fait chauffer au
bain-marie ce qui reste pour la fois suivante,
si elle est assez rapprochée de la première pour
que le lait n'ait pas eu le temps de s'altérer, ce
qui arrive souvent en quelques heures en été,
surtout dans les temps orageux. Quelques personnes font bouillir le lait avant de le mettre
dans le biberon, je n'en vois nullement la nécessité ; je pense même qu'en bouillant le lait
ne peut que perdre son arôme par le fait de
l'évaporation.

Quand on nourrit un enfant au biberon et
qu'on est dans une position à ne se servir que

du lait d'une seule vache, ce qui est d'une
grande importance, on fera très-bien, comme
je l'ai déjà dit, de la nourrir de préférence avec
des végétaux verts, surtout quand l'enfant est
très-jeune, parce que le lait est alors moins
consistant et par conséquent plus approprié à
ses organes ; on devra aussi la nourrir en plein
air, la faire coucher sur de la paille fraîche, la
tenir très-propre, et ne pas la maltraiter, ce
qui nuirait assurément à la qualité de son lait.

§ III.

DES AUTRES SOINS, INDÉPENDANTS DE LA NOURRITURE, QUE DEMANDE L'ENFANT EN BAS AGE.

Nécessité de l'air pur. — Tant que l'enfant
était renfermé dans le sein de sa mère, il rece-
vait d'elle, par le sang qui leur était commun,
les matériaux de sa nutrition ; mais une fois
qu'il voit le jour, ses poumons s'ouvrent à l'air,
et non-seulement il ne lui est plus possible dé-
sormais de s'en passer, mais il le lui faut aussi

pur, au moins, qu'à toute autre époque de
la vie.

Or, à quel âge faut-il permettre au nouveau-
né de respirer l'air pur et frais du dehors?
Quelques personnes disent au bout d'un mois
au plus tôt; moi je dis que dès le quinzième,
même le huitième jour, on doit sortir les enfants, en profitant toutefois du plus beau moment de la journée.

La loi qui exige la présentation dans les
vingt-quatre heures de l'enfant nouveau-né à
l'état-civil peut avoir, pour un grand nombre
d'entre eux, des suites si défavorables, que
depuis longtemps on demande que l'inscrip-
tion soit faite à domicile même, par les soins de
l'autorité.

Dès qu'on a commencé à sortir un enfant, il
serait bien de ne pas manquer un seul jour de
lui faire prendre l'air, à moins que la saison
ou le temps ne s'y oppose. Dans la belle saison, il devra passer plusieurs heures dehors.
Il faudra le garantir de l'action directe et pro-

longée des rayons du soleil, mais non pas l'en priver entièrement : c'est le meilleur moyen de donner du ton à sa peau, et il vaut mieux qu'il soit un peu hâlé que blafard et étiolé, comme le sont beaucoup d'enfants environnés de soins trop minutieux, et tous ceux qu'on élève dans les arrière-boutiques ou les entre-sol des rues étroites de nos quartiers populeux.

S'il est bon d'exposer les jeunes enfants à la lumière solaire avec les précautions convenables, il faut les garantir de l'influence du froid, parce que leurs organes respiratoires en éprouvent la plus fâcheuse impression, surtout pendant le sommeil, où leur température est toujours moins élevée. Le coryza, ou rhume de cerveau, qui est un des moindres accidents qui peuvent résulter d'un refroidissement, est beaucoup plus grave chez l'enfant à la mamelle que chez les grandes personnes, parce qu'il l'empêche de téter, la respiration ne pouvant plus s'opérer par le nez qui se trouve alors bouché.

C'est surtout sur les enfants nés avant terme que le froid exerce une pernicieuse action; aussi les vêtements ordinaires ne suffisent pas pour eux; il faut les tenir enveloppés de substances qu'on appelle mauvais conducteurs du calorique, comme la ouate de laine ou de coton, et les entourer d'une vigilance incessante, pour s'assurer que les précautions prises sont suffisantes.

Exercices. — Pendant les quatre premières semaines, l'enfant reste au moins dix-huit heures et même vingt sur vingt-quatre à dormir, et n'est tiré de ce sommeil que par les sensations pénibles que lui cause le besoin de nourriture. Ce repos est un signe de bien-être; il faut se garder de l'interrompre; mais il ne faut pas non plus le provoquer artificiellement, comme on le fait tous les jours, soit en les secouant du soir au matin dans leurs berceaux, soit en leur donnant des breuvages opiacés, ainsi qu'on le pratique dans plusieurs districts manufacturiers de l'Angleterre. Ces

deux habitudes sont des plus funestes, car elles ont pour résultat de congestionner le cerveau et d'être une cause très-active de convulsions.

Quelques médecins ont nié les inconvénients
que nous signalons ici dans l'habitude de bercer les enfants, et en ont donné pour preuve
ce fait, que personne ne serait exempt de convulsions puisque tous les enfants sont bercés.
Ce raisonnement est loin de me paraître con-
cluant ; mais l'usage de bercer n'eût-il que l'inconvénient de faire contracter à l'enfant une
habitude qu'il est difficile de détruire plus
tard, qu'on devrait y renoncer à jamais, car
une fois accoutumé à être bercé, il ne veut plus
s'endormir sans l'être, et la nourrice devient
ainsi l'esclave de son enfant.

Au second mois, des heures entières de veille
alternent avec le sommeil ; les sens commencent à recevoir des impressions plus nettes qui
s'élèvent à l'état de sensations, produisent des
désirs et provoquent des mouvements qui ont

une signification, surtout aux yeux vigilants d'une mère. On commence alors à le porter sur les bras, en lui donnant une position moyenne entre la situation horizontale et la station assise. Il préfère cette dernière, et déjà il se penche vers les objets qui fixent son attention.

Au troisième mois, ses mouvements deviennent plus libres; il manifeste la volonté de saisir les objets extérieurs. C'est alors qu'on lui présente divers jouets qu'il ne tarde pas à saisir, à retenir avec force, et que bientôt il agite sans cesse.

Comme dès le quatrième mois il se tient le tronc plus droit, on doit comprendre que déjà il est contraire à son bien-être de l'abandonner dans son berceau, qu'on doit l'exciter à se tourner et retourner en lui présentant, soit les mains, soit les objets qui captivent son attention, et qu'on doit lui faire pratiquer, à l'aide des bras, des jambes et des reins, les mouvements les plus variés possibles.

A six mois, l'enfant peut rester sans aucun

soutien. Il apprend à mouvoir son tronc dans diverses directions, il commence à se fléchir, à se traîner, à se servir de ses bras pour tirer à lui le tronc, à la suite duquel viennent les pieds étendus sur le sol. C'est alors qu'on a la funeste habitude de les suspendre par les aisselles pour leur faire raboter la terre avec les pieds.

Tout cet attirail de lisières, tous ces chariots, et autres appareils, au moyen desquels on a la ridicule prétention de les faire marcher avant le temps prescrit par la nature, sont des plus nuisibles au développement des enfants, car ils compriment la poitrine, soulèvent les épaules, gênent le cours du sang dans les vaisseaux des aisselles où ils prennent leur point d'appui, et nuisent à la respiration.

Il faut donc que, dans ses premiers exercices, l'enfant soit abandonné aux inspirations de son instinct; qu'il apprenne à se mouvoir et à marcher seul comme tous les autres animaux, auxquels on ne donne point de maîtres pour cela, et qui ne s'en développent pas moins bien. Qu'on le laisse se traîner pendant quelques mois sur ses mains et ses pieds ; cet exercice, le seul naturel à cet âge, est, par cela même, le plus salutaire et le plus propre à favoriser le développement des belles formes ; il ouvre la poitrine sur laquelle les bras prennent un solide appui et met simultanément en action la totalité des muscles du corps.

Après s'être exercé quelque temps ainsi, l'enfant se dresse sur ses pieds, retombe sur ses mains, se redresse et tombe de nouveau ; puis, après avoir répété pendant quelques jours ces essais, il se hasarde à parcourir une petite distance. D'abord il le fait en hésitant, et, lorsqu'il est pressé, il prend sa course à l'aide des mains et des pieds ; mais bientôt il marche résolument.

Celui qui a appris à marcher ainsi, court bientôt sur la terre ou sur le pavé, sur un terrain droit ou incliné, uni ou raboteux, sans qu'il en résulte pour lui de graves accidents. S'il perd le centre de gravité, il se laisse tomber sur ses mains ou sur son derrière ; ce qu'il fait même avec l'intention de se reposer. Par cette adresse, naturellement acquise, il arrive tout doucement à se tenir et à marcher droit sans avoir reçu de ces contusions qui occasionnent tant de pleurs aux enfants.

Celui, au contraire, auquel on aura appris à marcher à l'aide de lisières ou de tout autre appareil, contracte l'habitude d'une pernicieuse sécurité, tombe comme une masse inerte, quand il est abandonné à lui-même, et, si on ne veut le voir toujours meurtri de contusions et toujours pleurant, il faudra lui tenir la tête toujours enveloppée d'un bourrelet. En parlant des bourrelets, je ne prétends pas en proscrire l'usage, car ils sont utiles pour prévenir les suites de quelques chutes qui pourraient devenir réellement dangereuses par l'ébranlement qu'en recevrait le cerveau ; mais ils doivent être assez légers pour ne pas entraîner la tête ou l'affaisser sur les épaules. Ceux qui sont faits avec des baleines entrelacées sous forme de mailles claires, sont assurément les meilleurs.

Coiffure. — Si, par une transition naturelle, nous passons des bourrelets à la coiffure des enfants en bas âge, nous compléterons ce que nous en avons dit à l'occasion des premiers soins à leur donner immédiatement après leur naissance, en faisant remarquer que, lorsque l'enfant n'a point encore de cheveux, et que l'on veut lui donner une coiffure qui en tienne lieu, il faut que cette coiffure ne soit ni chaude, ni pesante : chaude, elle augmente l'action perspiratoire ou la transpiration de la tête, et produit ces croûtes ou *gourmes* qu'on n'observe pas sur l'enfant dont la tête est restée découverte.

Ces croûtes ou gourmes ne sont pas, comme on le croit communément, une dépuration nécessaire et préservatrice de maladies, mais, au contraire, leur apparition introduit une chance très-défavorable à la santé, parce qu'elles peuvent se supprimer, et que la suppression d'une éruption, même vicieuse, pour peu qu'on y soit accoutumé, devient souvent une cause de maladie.

L'habitude de tenir la tête des enfants le plus souvent découverte que possible, aura non-seulement pour résultat de les mettre à l'abri des rhumes, des maux de gorge, mais elle sera le meilleur moyen de leur conserver leur chevelure en n'activant pas le bulbe capillaire qui donne naissance au cheveu, comme pourraient le faire les coiffures épaisses et chaudes. Je connais un médecin bien placé dans la science, qui, joignant l'exemple au précepte, a , de très bonne heure , habitué son fils à avoir la tête découverte , et lui a par là procuré les avantages d'une belle chevelure, dont lui-même, son père et ses frères, ont été privés dès leur première jeunesse.

Habillement. — Si, enfin, de la coiffure nous passons aux autres parties de l'habillement des enfants en bas âge, les seuls dont nous ayons à nous occuper, nous résumerons tout ce que nous avons à en dire par ce précepte : Les habits des enfants doivent être suffisants pour les garantir du froid, confectionnés de manière à n'exercer aucune compression, être assez nombreux pour être facilement changés et n'être jamais assez précieux pour que la crainte de les gâter vienne les empêcher de se livrer aux jeux de leur âge.

Les brassières de l'enfant doivent être assez larges pour que ses doigts, en passant, ne puissent être arrêtés et s'y luxer ; ses langes, composés d'une pièce de toile recouverte d'une de laine assez lâchement roulées pour que la poitrine et le ventre n'en soient point comprimés, qu'il puisse relever à volonté ses genoux et mouvoir librement ses jambes. Excepté dans les deux premiers mois qui suivent la naissance, les langes ne sont véritablement nécessaires que pendant le sommeil.

Dans tout autre moment, une brassière et une petite jupe sont les seuls vêtements qui puissent permettre à l'enfant de se rouler sur le tapis, la natte ou l'herbe, qui, suivant la saison, le temps et le lieu, lui serviront à faire les premiers essais de ses forces. Encore cette petite jupe sera-t-elle souvent imprégnée d'urine, et devra-t-elle être souvent changée.

Qu'on s'abstienne aussi de tenir les enfants constamment enveloppés dans des pelleteries et des fourrures, sous prétexte de conserver leur chaleur, car non-seulement cet excès de précaution détruirait le bon effet des lotions et des autres pratiques d'un bon régime, mais il contribuerait encore par lui-même à accroître leur susceptibilité.

Soins de propreté. — Le corps des enfants, même très-jeunes, doit être tenu dans un constant état de propreté. Toutes les mères le savent et le répètent ; mais un très-petit nombre prennent les précautions qu'exige l'application de ce précepte. Or, faut-il les laver en bas âge à l'eau froide ou bien à l'eau chaude ?

Au commencement de ce siècle, époque où l'on songea sérieusement à faire tourner les

progrès de la raison et des sciences au bien-
être matériel du peuple, on crut, par une
fausse interprétation des conseils de J.-J. Rous-
seau, pouvoir, sans danger, laver les nouveau-
nés à l'eau froide. Mais de tristes résultats firent bien vite renoncer à une pratique que l'on
suppose même, à tort, être en usage chez
quelques peuples du Nord. Voilà ce que la raison indique :

Tous les deux jours, indépendamment des
parties que l'urine et les matières fécales ont
salies, et qui doivent être nettoyées à chaque
instant, on doit laver un enfant de la tête aux
pieds avec une éponge douce imbibée d'une eau
dont on diminuera progressivement la tiédeur,
en se servant, à cet effet, du thermomètre qui
permettra que la diminution soit lente, suc-
cessive et insensible. Si l'enfant pousse des
cris pendant qu'on le lave, c'est que les changements qu'on a fait subir à la température de
l'eau n'ont pas été assez gradués ; on élève
alors cette température, car persister, sous le

prétexte d'endurcir le tempérament, serait le faire souffrir en pure perte.

Dans l'hiver, la température de l'eau qui servira à cet usage ne doit pas être au-dessous de celle de l'appartement, c'est-à-dire de 10 à 15 degrés environ. D'ailleurs, ce qui pourrait être sans inconvénient pour un enfant bien constitué pourrait être nuisible pour un autre d'une santé plus délicate. C'est donc la constitution qui doit servir de règle à cet égard.

J'ai dit qu'il fallait laver l'enfant avec une éponge imbibée d'eau : cette pratique est utile, parce que, si on se contente de l'essuyer, ou bien on ne le nettoie pas suffisamment, ou bien, en l'essuyant, on s'expose à écorcher sa peau qui est si tendre, surtout dans le premier mois.

Quelques personnes ajoutent à l'eau trois ou quatre gouttes d'eau de Cologne ; je ne vois d'inconvénient à cela que pour les premiers jours ; mais une fois que la peau s'est déjà raffermie par le contact de l'air, il y a plutôt avantage que danger à le faire.

En tout cas, il faut laver les enfants très-promptement pour ne pas les exposer à se refroidir par l'évaporation de l'eau à la surface de leur corps, et avoir soin de les essuyer avec des linges doux et secs.

Quant au bain entier, il n'est convenable, je crois, qu'à dater du troisième et même du quatrième mois, excepté dans la belle saison, où l'on n'a pas à craindre que, par un refroidissement subit, l'enfant n'en perde les avantages. En sortant du bain, il doit être essuyé immédiatement; car je le répète, l'humidité est une chose très-préjudiciable aux enfants, quelque soit d'ailleurs leur âge; en tous cas, un bain par semaine est ordinairement suffisant, et un quart-d'heure forme le temps moyen pendant lequel il doit être pris.

Malgré tous les soins et toutes les précautions qu'on prend pour tenir les enfants propres, leurs cuisses, leurs fesses, les parties génitales, les malléoles deviennent souvent le siége d'une vive irritation, et quelquefois même d'exco-

riations entretenues par le contact de l'u-
rine, etc.

Dans ces cas, après les avoir épongés, on
saupoudre les parties irritées avec un peu de
poudre de lycopode ou de riz, et lorsque les
fesses sont gercées et très-douloureuses, on
doit appliquer sur les gerçures un papier brouil-
lard ou un linge très fin enduits de cérat.
Quant aux éruptions de la face, des paupières,
des reins et du cuir chevelu, qu'on désigne
vulgairement sous le nom de *gourmes* ou croûtes de lait, elles tiennent à d'autres causes
qu'au défaut de propreté ; nous en traiterons
dans le paragraphe suivant.

Enfin, les jeunes enfants, quoique tenus
avec soin, sont souvent incommodés par des
poux ; comme les poux, quoi qu'on en dise, ne
sont jamais utiles à leur santé, on fait très-
bien de les en débarrasser de bonne heure.
Des soins de propreté suffisent ordinairement
pour cela ; mais, s'ils résistaient, on les ferait
aisément périr par quelques légères frictions

de pommade mercurielle simple , mais non pas avec du précipité ou sulfure rouge de mercure qui peut occasionner les plus graves accidents.

§ IV.

DES MALADIES LES PLUS COMMUNES AUX ENFANTS EN BAS AGE, ET DES CONNAISSANCES QU'UNE MÈRE DOIT AVOIR A CE SUJET.

Si l'enfant en bas âge n'est point exposé ou n'est pas exposé au même degré à toutes les maladies qui affectent l'homme dans le courant de sa vie, il en a malheureusement plusieurs, ou qui lui sont propres, ou qui l'atteignent plus souvent qu'à tout autre moment. Ces maladies, dont le trait caractéristique le plus saillant est de marcher avec une extrême rapidité, comme aussi de disparaître avec une égale promptitude, sont devenues le sujet d'une étude particulière et de traités spéciaux.

Je ne décrirai point ici toutes ces maladies ;

je me bornerai à celles qui sont tellement communes et d'une marche si généralement régulière, que des soins, pour ainsi dire simplement hygiéniques, peuvent les conduire à bonne fin dans le plus grand nombre des cas, et à celles qui marchent avec une telle rapidité que souvent elles ne donnent pas le temps d'aller réclamer les secours de la médecine ou pour mieux dire l'assistance du médecin.

Au nombre, si ce n'est pas à la tête des premières, se placent les diverses affections de la peau connues sous le nom d'affections *éruptives*, comme la variole, la vaccine, la varicelle, la rougeole, la scarlatine, les gourmes ; puis viennent les maladies qui dépendent de la présence des vers, ensuite celles qui sont inhérentes au phénomène de la première dentition. Les plus importantes des secondes sont la coqueluche, le croup et les convulsions.

Les maladies éruptives, que les auteurs nomment aussi affections ou fièvres *exanthémateuses*, parce qu'elles sont essentiellement ca-

ractérisées par l'apparition sur la peau de taches rouges, diversement figurées, mais laissant entre elles des intervalles où la peau conserve sa couleur, et qu'elles se terminent par
l'exfoliation de l'épiderme, font pressentir leur
arrivée par des signes qui leur sont communs ;
ces signes sont les suivants :

L'enfant, sans cause connue, et souvent au
milieu de la santé la plus florissante, devient
triste, abattu, de mauvaise humeur, refuse le
sein ou le biberon, éprouve des frissons, des
lassitudes, une soif vive, puis devient brûlant
et a de la fièvre ; ses yeux deviennent larmoyants, et souvent il a un léger rhume de
cerveau, un peu de toux, des envies de vomir
et même des vomissements ; enfin l'éruption
survient à la peau après un temps plus ou
moins long, et avec les caractères bien tranchés qui sont propres à chacune d'elles.

Ainsi donc toutes les fois qu'un enfant
éprouvera ce que nous venons de décrire, et
principalement si en même temps il existe dans

le voisinage des maladies semblables, on pourra croire qu'il va en être affecté. Cette dernière considération est importante à noter, car, en indiquant que ces affections se communiquent d'enfant à enfant, elle met en garde contre la facilité avec laquelle elles peuvent envahir ceux qui sont épargnés et qu'on fait bien alors de transporter ailleurs. Décrivons-les chacune sommairement, mais cependant avec assez de détails pour qu'elles ne soient pas confondues les unes avec les autres.

1° VARIOLE. — La variole, ou petite vérole, est certainement la plus grave des affections de la peau, dont je veux donner une idée exacte aux mères ; aussi, aux signes précurseurs généraux que j'ai déjà notés s'en joint-il souvent d'autres, comme de l'oppression, de fortes sueurs, un profond assoupissement.

L'éruption ou mieux les boutons paraissent le troisième ou le quatrième jour (à dater des premiers malaises), d'abord à la face et aux mains, puis ils gagnent le cou, les bras et le reste du corps dans l'espace de vingt-quatre heures. Quand l'éruption est très-abondante ou, comme on le dit, *confluente* à la face, cette dernière est fort injectée et les points rouges sont confondus dès le principe ; mais quand cette éruption est modérée, ce qu'on appelle *discrète*, il est facile de compter les boutons, tant sur la face que sur les autres parties du corps.

Un intervalle de quatre à cinq jours sépare la période de l'éruption de celle de la suppuration. Dans cet intervalle, les points rouges augmentent de volume, et, à mesure qu'ils se développent, chaque bouton, qui forme déjà une vraie pustule, offre ordinairement une dépression à son centre , et sa base s'entoure d'une légère auréole rouge qui s'étend de plus en plus.

Cette augmentation de volume est due à la formation, sur la surface du bouton, d'une substance blanchâtre, couenneuse, qui, d'abord claire et transparente, prend plus tard de la consistance.

La suppuration s'établit complètement du cinquième au septième jour, à dater du moment où les boutons ont paru, ou, terme moyen, le dixième jour depuis que l'enfant a commencé à être malade. Elle s'annonce ordinairement par un redoublement de fièvre, accompagné d'un gonflement général de la peau, surtout à la figure et aux mains. A mesure que le pus s'amasse dans les boutons, ils s'arrondissent en cessant d'être aplatis ; les intervalles qui les séparent les uns des autres rougissent, se gonflent, et le malade éprouve une vive douleur de ce gonflement qui tend la peau, surtout aux paupières, au nez et aux lèvres.

Si on ouvre une pustule parvenue à sa maturité, on trouve dans son intérieur un pus jaunâtre, et dans le fond une petite dépression semblable à celle qu'elle offrait avant que le pus l'ait arrondie. Avant que ces pustules aient atteint tout leur développement, elles peuvent rester dans cet état deux ou trois jours, mais le plus souvent elles s'ouvrent avant ce temps, et sont remplacées par des croûtes. Quand elles sont très-abondantes, elles sont ordinairement petites, et on ne peut pas suivre, du moins à la face, le développement de chacune d'elles.

Les boutons commencent presque toujours par la figure à se dessécher, et souvent cette partie est déjà couverte de croûtes que les boutons sont à peine à maturité aux membres. Quand les croûtes sont formées, les traits du visage sont alors masqués par des incrustations brunâtres, épaisses, qui souvent n'en forment qu'une, et tombent du cinquième au douzième jour de leur formation, pour être remplacées par des écailles qui se renouvellent plusieurs fois.

C'est alors que le malade répand autour de lui une odeur particulière qui porte au cœur, en même temps que les linges dont il est enveloppé sont plus ou moins salis par les matières purulentes qui s'échappent des différentes parties du corps. Une horrible démangraisson accompagne la formation des croûtes, et porte sans cesse les malades à se gratter. Aussi voit-on souvent des parties du visage où la peau est profondément écorchée par les ongles.

Lorsque les croûtes sont entièrement détachées, on trouve les places qu'elles ont couvertes d'un rouge vif, qui ne disparait que lentement ; et à mesure que cette teinte rouge diminue, les cicatrices deviennent de plus en plus visibles ; ces cicatrices, toujours plus nombreuses à la face qu'ailleurs, sont comme gauffrées, et quand la variole a été confluente, elles se confondent pour former de véritables coutures qui traversent le visage en tous sens et en défigurent horriblement les traits.

Telle est la marche ordinaire de la variole, étudiée en dehors des complications dont elle est souvent accompagnée. Cette marche est loin d'être toujours aussi régulière. Ainsi l'éruption peut être tardive et ne se faire que le cinquième, même le sixième jour ; elle peut aussi offrir des caractères particuliers, comme on le voit dans la variété dite *cristalline* où, au lieu de pustules, on trouve de petites ampoules remplies de sérosité. Dans ces cas, la maladie est en général très-grave.

La période de suppuration est le plus à redouter ; car, à ce moment, même dans les cas ordinaires, on a vu la mort survenir instantanément. Depuis qu'on sait que les pustules n'existent pas moins dans l'intérieur de l'estomac et des poumons que sur la peau, on a expliqué ces accidents par la rupture des pustules dans la trachée-artère, qui est l'ouverture de l'arrière-gorge communiquant avec les poumons, d'où résulterait une asphyxie promptement mortelle.

La variole n'attaque ordinairement qu'une seule fois le même individu, bien qu'on ait vu beaucoup de personnes l'avoir deux et même trois fois, ce qui est fort rare, avec la même intensité. Elle est d'autant moins dangereuse qu'elle est moins abondante et qu'elle marche plus régulièrement. Elle est surtout à craindre chez les enfants en bas âge quand elle survient à l'époque de la dentition.

Lorsque la variole poursuit sa marche régulièrement, sans être accompagnée de symptômes graves, son traitement est des plus simples : le séjour au lit, un air tempéré, la diète, des boissons délayantes comme l'eau d'orge et de chiendent miellée, ou bien, quand il y a une tendance à la toux, des infusions de fleurs de mauve, de bouillon-blanc et de coquelicot, sont les moyens qu'on doit mettre en usage. Il est, en général, inutile d'employer les vomitifs recommandés par tant de praticiens ; mais s'il y avait constipation opiniâtre, on la ferait aisément céder au moyen de lavements simples ou de légers purgatifs ; comme un peu de pulpe de tamarin donné dans un verre de jus de pruneaux, 20 ou 25 grammes de sulfate de soude ou de magnésie dans une tasse de bouillon aux herbes.

Chez les jeunes enfants, la saignée est rarement utile et pourrait très-souvent être nuisible. Fréquemment il se fait des congestions vers les organes intérieurs, surtout vers la tête et les poumons : dans ce cas, l'éruption s'arrête, il survient de l'abattement, du délire ou une toux violente. Alors il devient utile d'appliquer des vésicatoires aux bras ou aux cuisses, de purger légèrement, et même souvent de de mettre quelques sangsues.

Comme les cicatrices sont fort à redouter, on a conseillé de faire avorter les boutons, soit en les cautérisant avec un crayon de nitrate d'argent, soit en les frictionnant avec l'onguent mercuriel.

Ces moyens peuvent être utiles, mais il faut en laisser l'emploi et la responsabilité aux gens de l'art. Il en est de même du conseil que donnent plusieurs auteurs d'ouvrir les pustules au moyen d'une lancette, d'une aiguille, pour en faire sortir le pus : ce conseil est rationnel, mais il exige d'être appliqué par une main exercée.

Quant à ces deux moyens extrêmes : ou de laver le corps des malades à l'eau froide, ou de les faire abondamment suer par des boissons chaudes ou d'épaisses couvertures, ils sont aussi dangereux l'un que l'autre ; j'engage une mère prudente à ne point en permettre l'emploi ; leur indication n'est jamais assez formelle pour qu'on s'expose aux suites désastreuses qu'ils peuvent avoir.

Inoculation. — La variole, ainsi que je l'ai dit, est une maladie contagieuse ; c'est-à-dire susceptible de se transmettre d'une personne à une autre. Or, comme on a remarqué que, transmise, elle suit en général la marche qu'elle a chez la personne de laquelle on la reçoit, on a eu l'idée de la communiquer en la prenant sur une personne chez laquelle sa marche était régulière et bénigne.

Cette méthode, connue sous le nom d'*ino-culation*, a généralement eu de bons résultats, et a été en faveur en France jusqu'au commencement de ce siècle, où l'on a découvert un moyen de prévenir la petite vérole en donnant une autre maladie éruptive de la peau, infiniment moins grave, connue sous le nom de *vaccine*.

Vaccine. — Cette découverte, attribuée à un médecin anglais du nom de Jenner, n'a pas exigé de grands frais d'imagination : elle a résulté de l'observation qu'on avait depuis longtemps faite que les jeunes filles et les enfants chargés de traire les vaches dont le pis offrait une éruption connue sous le nom de *cow-pox*, jouissaient de l'heureux privilège de n'être points atteints de la variole. On en a conclu qu'en donnant le *cow-pox*, que nous appelons *vaccin*, aux personnes non encore atteintes par la petite vérole, on les en préserverait ; et le résultat a jusqu'ici pleinement justifié ce pressentiment.

On peut, pour vacciner, prendre le virus-vaccin directement sur les vaches, quand on en trouve qui ont le cow-pox ; mais comme on en rencontre rarement, on vaccine au moyen du virus pris sur une personne qui a la maladie et à laquelle, bien entendu, elle a été communiquée. Le moyen d'inoculer le virus-vaccin, ce qui veut dire *vacciner*, consiste à soulever l'épiderme de la peau d'une partie quelconque du corps, et d'y introduire quelques gouttes du pus qui représente le virus-vaccin.

C'est ordinairement au bras et au moyen d'une lancette que se pratique la vaccination. Voici à quels signes on reconnaît qu'elle est pratiquée avec succès ; ce qui est important à savoir, car très-souvent, quoique faite dans les règles et les conditions voulues, elle échoue ; et, si on ne s'est pas assuré qu'elle a réussi, on est dans une sécurité que vient quelquefois tout-à-coup rompre l'apparition de la petite vérole.

Or, à dater du moment où la piqûre de l'inoculation a été faite, jusqu'au troisième ou quatrième jour, cette piqûre n'offre aucun changement particulier ; mais à dater de ce moment, il y survient une petite dureté entouré d'une légère rougeur. Cette dureté s'élève insensiblement, et, dès le cinquième jour, on voit que l'épiderme est légèrement soulevé par un fluide séreux.

Il existe alors une vésicule aplatie qui est encore plus manifeste le sixième jour. Sa couleur est d'un blanc mat ; sa forme arrondie, un peu ovale. Elle augmente graduellement de volume et conserve sa dépression centrale jusqu'à la fin du huitième jour. Elle renferme alors un fluide transparent, presque limpide. C'est à cette époque qu'il convient de prendre le vaccin pour l'inoculer.

Du huitième au neuvième jour, la vésicule a acquis son plus grand développement ; elle est entourée d'une auréole circonscrite, d'un rouge vif, dont le diamètre varie de trois à quatre lignes à un pouce, et même deux, et dont le développement est accompagné d'un gonflement très prononcé de la peau. Enfin, vers le dixième jour, l'auréole diminue, le fluide contenu dans la vésicule devient purulent, en même temps que celle-ci commence à se dessécher par le centre, qui prend une teinte brunâtre.

Les jours suivants la dessiccation continue, l'auréole disparaît peu à peu, et la vésicule se trouve transformée en une croûte circulaire très dure, d'un brun foncé, qui se dessèche et se détache du vingtième au vingt-cinquième jour à dater de la vaccination. A sa chute, on remarque une cicatrice déprimée, circulaire et gauffrée dont les traces sont indélébiles et servent à constater que la vaccine a réussi.

Quand la vaccine ne suit pas cette marche, on doit la regarder comme incapable de préserver de la petite vérole, et on lui a donné le nom de *fausse vaccine*. Mais quand elle a été régulière, préserve-t-elle à coup sûr? Non, répondrai-je, car l'expérience, dans ces dernières années surtout, a montré la petite vérole sur plusieurs sujets qui avaient eu incontestablement une vaccine régulière; mais ce que l'expérience a aussi mis hors de doute, c'est que dans tous ces cas la petite vérole a été peu intense et s'est terminée heureusement.

Enfin, comme il paraît évident que le virus-vaccin épuise ou perd ses vertus préservatrices au bout d'un certain temps, les personnes qui auraient été vaccinées en bas âge, agiront toujours prudemment en se faisant revacciner, surtout dans le cas où régnerait une épidémie de variole. Quant au régime à faire suivre aux enfants que l'on a vaccinés, il est à peu près indifférent; il n'y a que dans les cas où la fièvre serait intense et les boutons extrêmement enflammés, qu'on ferait bien de les mettre à la diète et à l'usage d'une tisane de chiendent légèrement nitrée.

Les avantages de la vaccine semblaient avoir été démontrés d'une manière tellement irréfutable, qu'on était loin de s'attendre, après cinquante années de la plus heureuse expérience, non-seulement à voir ces avantages contestés, mais encore à entendre soutenir qu'elle consti-

tuait une pratique éminemment dangereuse
pour l'espèce humaine.

C'est pourtant ce qui vient d'avoir lieu. Quelques personnes, ayant cru reconnaître que la
fièvre typhoïde devenait de plus en plus fréquente, ont prétendu que les boutons ou pustules intestinales, qui semblent constituer l'essence même de la fièvre typhoïde, n'étaient
autre chose que la variole, que la vaccine avait
portée de la peau à l'intestin, c'est-à-dire du
dehors en dedans.

Malgré l'assurance avec laquelle cette opinion
a été soutenue, et en dépit des chiffres sur lesquels on a cru pouvoir l'étayer, elle s'évanouit
devant ces faits hors de toute contestation : à
savoir d'abord qu'il n'est pas démontré que la
fièvre typhoïde soit plus commune aujourd'hui
qu'avant l'introduction de la vaccine. Si on en
parle davantage, c'est qu'on l'a mieux étudiée
et qu'on lui donne un seul nom au lieu des diverses dénominations sous lesquelles on la dé-
signait autrefois. Ensuite la petite vérole n'at-

atteint qu'une seule fois le même individu, tandis que beaucoup de personnes succombent à la fièvre typhoïde, quoi qu'elles aient eu la petite vérole la mieux prononcée.

La confiance des mères de famille en la vertu préservatrice de la vaccine ne doit donc être en rien ébranlée, et cette découverte sera long-temps encore regardée comme un bienfait de la Providence, que l'opinion contraire sera plon-gée dans le plus profond oubli, d'où il me sem-ble qu'elle n'aurait jamais dû sortir.

2° VARICELLE. — La varicelle, ou petite vé-role *volante*, n'est pas contagieuse ; elle est ca-ractérisée par une éruption de vésicules plus ou moins nombreuses, dont l'apparition est précédée d'une grande partie des signes qui font pressentir la petite vérole, mais dont la dessication arrive du cinquième ou sixième au huitième jour.

On distingue deux variétés de varicelle : dans l'une, les vésicules petites, peu élevées, contiennent un fluide limpide, incolore ; dans l'autre, les vésicules sont grandes, globuleuses, molles, plus larges à leur corps qu'à leur base, et contiennent un fluide qui, de transparent, devient bientôt laiteux. Toutes deux peuvent se développer chez le même individu à des époques différentes et offrent les mêmes symptômes, soit qu'elles se montrent avant, soient qu'elles aient lieu après la vaccine ou la variole.

Il est très facile de distinguer la varicelle de la variole franche, même discrète, à cause de la marche régulière et du développement graduel des pustules de la variole qui renferment en tous cas une matière blanchâtre, épaisse, couenneuse, dont le développement précède la suppuration.

Ceci n'a pas lieu pour la varicelle, dont la durée générale, d'ailleurs, n'est guère que d'une dizaine de jours. Le traitement en est fort simple : un air tempéré, des boissons tièdes, le séjour au lit, sont les seuls soins qu'elle réclame, même dans les cas les plus graves.

3° ROUGEOLE. — La rougeole est un exanthème ou éruption à la peau, contagieuse, précédée de rhume de cerveau, de larmoiement, de toux, de fièvre, et s'annonçant extérieurement, ainsi que son nom doit le faire pressentir, par de petites taches rouges, légèrement élevées, d'abord distinctes, puis qui se confondent bientôt, prennent une forme irrégulièrement arrondie, et laissent entre elles de petits intervalles où la peau est entièrement saine.

La marche de la rougeole est toujours aiguë ; sa durée est de huit à dix jours ; mais l'éruption, proprement dite, n'est dans la plupart des cas, que de trois à quatre.

La rougeole est infiniment plus commune après qu'avant la première dentition ; on a cependant vu des enfants l'apporter en naissant, elle est surtout commune en hiver et au printemps.

Son invasion est marquée par les phénomènes que nous avons déjà indiqués aux maladies de cet ordre, mais auxquels se joignent habituellement un mal de gorge, une grande difficulté de respirer, une toux fatigante. Vers le quatrième ou cinquième jour, de petites taches rouges, distinctes, circulaires, légèrement élevées, comme papuleuses, se montrent au front, au menton, au nez et aux joues. Bientôt le cou, la poitrine, le tronc et les membres s'en couvrent successivement. Les taches s'élargissent, deviennent un peu saillantes et ressemblent, pour la forme, à des piqûres de puces.

La rougeur des taches atteint, en général, son plus haut degré d'intensité environ vingt-quatre heures après leur apparition, et l'éruption est ordinairement terminée dans l'espace de trente-six heures. La figure est souvent très-gonflée à cette époque, et la tuméfaction est quelquefois telle aux paupières que la vision est empêchée. Dès le sixième jour, la rougeole diminue à la figure, tandis qu'elle augmente ailleurs.

Le septième jour, l'éruption commence à

disparaître, et, dès le neuvième, de légères taches jaunâtres indiquent la place qu'elle occupait. La disparition de l'éruption, qui se fait
alors dans le même ordre que son développement, est suivie d'une desquamation, ou dé-
pouillement de la peau, accompagnée de vives
démangeaisons.

Dans la rougeole, la toux, qui apparaît ordinairement à son début, persiste en général
plus longtemps que les autres symptômes, et
elle ne cesse souvent que quand il survient une
diarrhée, qui est le signal de la convalescence.
La diète, le repos, une chaleur tempérée, des
boissons délayantes tièdes, l'inspiration d'une
vapeur émolliente, le soin de garantir les yeux
d'une lumière trop vive, constituent le traitement dans les cas ordinaires.

Mais ici, comme dans les cas précédents,
quand les enfants sont encore à la mamelle, on
se borne à leur donner plus rarement le sein,
et la nourrice rend son lait le plus léger possible en se nourrissant peu et en se mettant à

l'usage des boissons délayantes et même laxa-
tives.

Si l'éruption se montrait mal ou disparaissait subitement, on pourrait plonger le petit
malade dans un bain tiède rendu excitant par
une certaine quantité de farine de moutarde,
ou promener sur la place qu'occupait l'éruption des cataplasmes de farine de lin légèrement
sinapisés.

Si la maladie se portait sur la tête, sur la
poitrine ou sur les intestins, on serait obligé
d'en venir à appliquer quelques sangsues, suivant le cas, derrière les oreilles, sur les côtés,
ou bien à l'anus. Quant aux affusions d'eau
froide, dont on a voulu faire pour la rougeole
une méthode spéciale de traitement, je crois
qu'elles sont plus propres à donner lieu à des
maladies des voies respiratoires déjà si disposées à s'affecter; mais les bains tièdes, sur la
fin, peuvent être fort utiles.

4° SCARLATINE. — La scarlatine est plus rare
chez les enfants en bas âge que dans la seconde

enfance; car on l'observe souvent à l'hôpital des Enfants malades, tandis qu'on en remarque seulement quelques cas par année à l'hospice des Enfants trouvés. Elle n'attaque aussi en général qu'une fois le même individu. Elle se présente sous la forme de petits points rouges, bientôt remplacés par de larges taches irrégulières, d'une teinte framboisée, qui, en se réunissant, couvrent des surfaces étendues.

La scarlatine débute en général vers le soir, et subitement, par un accès de fièvre accompagné d'abattement, de frissons passagers, d'envies de vomir; la respiration est fréquente et irrégulière, la peau du tronc est chaude, celle des pieds est froide. Dès le lendemain, quelquefois même pendant la nuit, l'éruption apparaît; occupant d'abord le cou, la face, elle envahit tout le corps en vingt-quatre heures; la teinte rouge écarlate ou framboisée qu'elle donne à la peau est beaucoup plus prononcée aux plis des articulations.

L'éruption est presque toujours accompagnée d'une grande agitation ; quelquefois il y a du délire et de l'assoupissement, un gonflement de la face et des extrémités. La rougeur est toujours plus vive le soir, et surtout du troisième au quatrième jour ; elle commence à diminuer vers le cinquième, et disparait ordinairement vers le septième, époque où le desséchement s'établit.

On évitera de confondre la scarlatine avec la rougeole, en se rappelant que, dans la première, l'éruption parait ordinairement dans l'espace de vingt-quatre heures à dater des signes d'invasion, tandis que dans la rougeole, elle n'a lieu que du quatrième au cinquième jour. D'ailleurs la teinte framboisée de la scarlatine, le violent mal de gorge qui toujours l'accompagne, ne permettent pas la méprise.

Lorsque la scarlatine est simple, elle est en général peu dangereuse, bien qu'elle le soit toujours plus que la rougeole ; elle n'exige pas d'autre traitement que celui applicable aux maladies que je viens de décrire. Cependant, sur la fin, quand le mal de gorge persiste, on fait bien, si l'enfant boit déjà au verre, d'aiguiser un peu ses boissons avec le jus de citron, et on combattra la constipation par des lavements émollients. On est quelquefois aussi obligé d'appliquer quelques sangsues ; les bains tièdes sont également utiles pour rappeler l'éruption quand elle a subitement disparu.

5° GOURME. — Une maladie de la peau assez commune, et qui, bien que la plupart du temps elle soit plus désagréable à la vue que dangereuse, inquiète néanmoins beaucoup les mères, est celle qu'on désigne sous le nom de *gourme* ou *croûtes de lait*, et que les médecins nomment, les uns *impetigo larvalis*, parce qu'elle forme quelquefois un véritable masque sur la figure, d'autres *achore*, parce qu'elle offre très-souvent l'aspect d'un vaste ulcère.

La gourme est caractérisée par une éruption de pustules superficielles d'un blanc jaunâtre, plus ou mois abondantes, réunies en groupes, auxquelles succèdent des croûtes jaunes un peu verdâtres, tantôt feuilletées et minces, tantôt épaisses et rugueuses. On l'observe surtout chez les jeunes enfants dans le courant de leur première année ; elle peut se développer sur toutes les parties du corps, mais principalement à la tête, à la figure, aux oreilles, aux reins.

A la figure, la maladie débute ordinairement sur le front et sur les joues par de petites pustules groupées sur une surface enflammée plus ou moins étendue. De vives démangeaisons accompagnent leur apparition ; elles s'ouvrent bientôt, soit d'elles-mêmes, soit par l'action des ongles ; il s'en écoule un fluide visqueux, jaunâtre, qui forme des croûtes minces et molles ; le suintement continue, de nouvelles croûtes se forment ; quand elles se détachent, elles laissent une surface enflammée, sur laquelle en viennent d'autres.

Quand la gourme offre une certaine étendue, les démangeaisons et les douleurs mêmes sont très-vives ; on en voit quelquefois sortir une humeur sanguinolente ; les croûtes exhalent

une odeur nauséabonde ; très-souvent les gan-
glions lymphatiques, ceux du cou surtout,
s'enflamment et viennent quelquefois à suppuration.

Cette maladie n'est pas contagieuse ; c'est
une chose hors de toute contestation. Ses
causes sont, dans la plupart des cas, fort difficiles à apprécier. Cependant il est bien évident
qu'elle attaque de préférence les enfants mal
nourris, tenus malproprement ; on la voit pourtant survenir chez des enfants qui ont de belles
nourrices et sont entourés de soins, mais si on
entrait dans de grands détails sur l'état réel de
ces nourrices, on trouverait souvent ou qu'elles
sont enceintes, ou bien qu'elles sont réglées.

En général, la gourme n'est pas une maladie grave ; on la voit même quelquefois survenir comme crise d'une autre maladie plus dangereuse, dont la cessation coïncide avec son
apparition. Dans ces cas, des lotions d'eau de
guimauve, de lait suffisent à son traitement ;
car il y a toujours plus de danger que d'avan-

tage à chercher à la guérir. Si l'enfant est encore à la mamelle, et qu'on ait le plus léger soupçon que le lait de sa nourrice est mauvais, il ne faut pas hésiter à en changer ; j'ai vu par ce moyen la gourme disparaître en quelques jours, bien que déjà fort ancienne.

Quand la gourme occupe la tête, on aura le soin de couper les cheveux très-courts, et on appliquera des cataplasmes de mie de pain et de lait, ou de fécule de pommes de terre et d'eau de guimauve, fréquemment renouvelés. Si la maladie est déjà ancienne, on lavera les parties malades dépouillées de leurs croûtes avec une eau d'abord légèrement savonneuse, ensuite rendue sulfureuse par l'addition d'une cuillerée de sulfure de potasse par demi-litre d'eau. Les pharmaciens ont pour cet usage des bains dits de Barèges fort convenables.

Comme ces moyens surexcitent vivement la partie malade et augmentent d'abord les démangeaisons, on y ajoute souvent un peu de gélatine, ou colle-forte, dissoute dans le bain. A mesure que l'on combat l'affection, et qu'elle tend à se modifier, on doit avoir le soin de donner, de temps à autre, de légers purgatifs, comme cinq à six grains de calomel ou mercure doux, mélangés à une quantité double de sucre en poudre, ou mieux encore, dans un peu de sirop.

Si la gourme s'arrêtait brusquement, et qu'on s'aperçut de quelque accident du côté de la tête, de la poitrine ou du ventre, on devrait recouvrir immédiatement les parties qui ont été malades de cataplasmes de farine de lin et, si c'est à la tête, il faudrait l'envelopper d'un bonnet de laine sur lequel on appliquera un serre-tête en toile cirée.

Quelques anciens médecins craignent tant cette brusque suppression, qu'ils aiment mieux abandonner la gourme à elle-même que de s'exposer à la guérir trop tôt. Ils la regardent comme une voie naturelle de dépuration qu'il faut respecter.

Je suis tout-à-fait disposée à partager leur

avis, parce que j'ai été plusieurs fois à même
d'observer les graves accidents qui survenaient
à la suite de la disparition trop brusque de ces
sortes d'affections. Quant aux vésicatoires, ils
peuvent être utiles pour détourner la maladie
si elle était trop intense à la figure, mais il faut
être sobre dans leur emploi, car ils augmentent nécessairement l'irritation de la peau.

6° COQUELUCHE. — On désigne sous ce nom
une maladie caractérisée par une toux convulsive, revenant par quintes, dans lesquelles plusieurs mouvements brusques et saccadés d'expi-
ration bruyante sont suivis d'une inspiration
longue, anxieuse et plus bruyante encore.

Cette maladie est propre à l'enfance ; cependant elle est très-rare au-dessous d'un an ; les
filles y semblent plus sujettes que les garçons.
Les sujets lymphatiques et nerveux en sont plus
souvent atteints. Les enfants des classes riches
et élevés dans l'aisance en sont frappés comme
les autres ; cependant, les habitations sombres,
humides et malsaines, le défaut de vêtements,

semblent exercer une influence réelle sur son développement. On la voit souvent survenir à la suite d'un refroidissement; aussi elle est très-commune dans les années froides et humides, et sévit surtout au printemps et à l'automne.

La coqueluche règne souvent d'une manière épidémique, sans pour cela qu'il soit possible de prouver qu'elle est contagieuse, c'est-à-dire susceptible de se communiquer d'un enfant à un autre.

Cette maladie a ordinairement trois périodes : une première, qui est celle du début, que les médecins nomment *catarrhale;* une deuxième, qui est caractéristique et qu'on appelle *nerveuse*, spasmodique ou convulsive; une troisième, qui est son déclin. Cette marche n'est cependant pas toujours assez régulière pour qu'elle ne débute pas quelquefois par les phénomènes nerveux qui forment sa deuxième période.

Quoi qu'il en soit, l'invasion de la coqueluche a lieu, soit au milieu de la santé la plus parfaite, soit pendant le cours ou dans la convalescence d'une des maladies propres à l'enfance, et à laquelle, il faut le dire, elle se lie souvent. L'enfant est d'abord pris de frissons, de malaise, de lassitude ; il devient moins gai, moins bruyant, perd l'appétit ; son sommeil est inquiet, agité. En même temps sa face est un peu bouffie, ses yeux sont rouges, humides, et il se déclare un rhume de cerveau. Bientôt il survient une toux revenant par quintes ; il y a de la fièvre le soir, de la chaleur à la poitrine ; la toux devient de plus en plus forte et fréquente, et le malaise augmente.

Au bout de quelques jours les accès de toux se rapprochent encore ; le petit malade est averti de leur arrivée par des chatouillements dans la gorge ; sa respiration devient plus fréquente et plus irrégulière ; il fait tous ses efforts pour retarder et étouffer l'accès dont il pressent l'invasion, et qui bientôt éclate malgré lui. Alors on voit survenir des secousses d'une toux sèche, brève, saccadée, se succédant coup sur coup, souvent sans intervalle, de manière à empêcher presque entièrement la respiration.

L'enfant offre alors tous les signes d'une suffocation imminente ; sa face est gonflée, violette ; ses yeux sont rouges, saillants, remplis de larmes ; ses membres semblent se contracter, et souvent il s'accroche aux objets qui sont à sa portée pour y prendre un point d'appui. Bientôt quelques petites inspirations difficiles sont suivies d'expirations lentes et sonores dont le bruit peut être comparé au chant du coq (d'où vient probablement le mot de coqueluche). Cette inspiration est suivie de nouvelles secousses de toux, qui amènent l'expulsion de mucosités filantes comme du blanc d'œuf, et souvent de véritables vomissements.

La face est alors pâle, livide, couverte d'une sueur froide ; le pouls petit et concentré ; et l'enfant rend quelquefois involontairement ses urines et ses matières fécales. Ces accès durent de deux à cinq minutes, et se répètent ordinairement toutes les heures ou toutes les deux heures. Cet état peut durer pendant plusieurs mois, mais ordinairement il ne reste bien caractérisé que quinze jours ou trois semaines.

Enfin, les quintes deviennent de plus en plus rares ; les accès nerveux s'amendent, les inspirations sont plus faciles et moins bruyantes, les secousses moins fortes ; les vomissements n'ont plus lieu ; les matières rejetées après la toux sont plus opaques, verdâtres, et semblables à celles qui sont rendues après un rhume violent.

Ce déclin de la maladie dure un temps très-variable, qu'on peut cependant porter, en terme moyen, à une quinzaine de jours. Quand la maladie a duré longtemps, l'enfant a maigri, et se trouve, au moment de sa convalescence, dans un grand état de faiblesse ; on en voit même qui tombent dans le marasme. La convalescence est en général assez rapide chez les enfants d'une bonne constitution ; mais il faut surveiller attentivement les enfants nerveux, lymphatiques et faibles ; ils ne peuvent se rétablir qu'à force de soins et de précautions.

Lorsque la coqueluche débute sans offrir de phénomènes graves, on doit se borner à l'usage des boissons chaudes mucilagineuses, comme l'infusion de fleurs de mauve, de violette, de bouillon-blanc, soustraire l'enfant à l'action du froid et de l'humidité, le priver de nourriture. Si dès le début il avait la fièvre, la face rouge, injectée, une grande tendance au sommeil ou un grand embarras à respirer, on ferait bien de lui appliquer quatre, cinq et même six sang-sues au fondement. Les lavements purgatifs sont aussi très-indiqués ; mais je ne conseille-rai pas aux personnes étrangères à la science d'administrer des vomitifs, parce que, s'il est vrai qu'ils sont souvent utiles, il est vrai aussi que leur administration, faite en dehors des cas qui les indiquent positivement, peut être très-dangereuse.

Voyons maintenant ce qu'il faut faire pen-dant l'accès. Si l'enfant est très-jeune, on doit le mettre sur son séant et lui soutenir la tête avec la main. On facilitera le rejet des matières visqueuses qui viennent remplir sa bouche, en les extrayant avec le doigt ou un petit linge. Lorsqu'on peut parvenir à le faire boire à petits coups pendant la quinte, on en abrége généralement la durée, probablement parce que le mouvement de déglutition favorise l'inspiration et la régularise.

Quant aux moyens de calmer les accès, ils ont, comme on le pense bien, presque tous été cherchés parmi les substances dites narcotiques ou stupéfiantes, à la tête desquelles se placent naturellement l'opium et ses nombreuses préparations.

La plus facile à administrer est le sirop diacode, qui n'est qu'un sirop de pavot blanc ; on en met une once ou 32 grammes dans une boisson mucilagineuse de cinq onces ou 160 grammes, et on l'administre par cuillerées toutes les demi-heures. Le sirop de belladone est aussi très-souvent employé avec un grand succès.

Dans le même but que les moyens précédents, on a fait respirer aux malades un peu d'éther répandu sur un mouchoir, ou bien une fumigation faite avec un mélange d'oliban, de benjoin, de styrax, de fleurs de lavande, etc. Cette médication est assez rationnelle pour être essayée. Quant aux vésicatoires, on les a beaucoup employés autrefois, m'a-t-on dit; mais on y a moins recours aujourd'hui, excepté sur la fin de la maladie où ils dégagent les organes qu'elle aurait trop fatigués.

Enfin, quand la coqueluche est à sa fin, il y aurait de l'inconvénient à continuer la diète et les boissons émollientes; car l'enfant est épuisé et a besoin d'être soutenu. Aussi, fera-t-on bien de le mettre à l'usage des boissons amères, comme la camomille, le vin de quinquina, le sirop de gentiane, la décoction de lichen d'Islande; on lui fera manger des potages gras, quelques légères viandes grillées, et si la saison est encore froide, on le couvrira de vêtements de laine portés sur la peau.

7º CROUP. — Le croup est une des maladies propres à l'enfance, dont le nom seul porte l'épouvante dans les familles, parce qu'il peut devenir promptement mortel, et qu'il débute par des symptômes qui le font souvent confondre avec des affections fort peu dangereuses par elles-mêmes.

Il consiste en une inflammation de l'arrière-gorge et du commencement des voies respiratoires, qui a pour caractère essentiel de se terminer par la formation d'une fausse membrane qui gêne, quelquefois empêche complétement l'air d'arriver dans les poumons pour la respiration.

Affectant surtout les enfants de un à huit ou dix ans, il est un peu plus commun chez les garçons que chez les filles, sévit plus habituellement dans les saisons froides et humides, et frappe de préférence, mais pas exclusivement, sur les enfants mal vêtus, mal nourris, logés dans des habitations basses, humides, sombres et mal aérées. Enfin il peut régner d'une manière épidémique, sans qu'il soit bien établi, de même que pour la coqueluche, qu'il puisse se communiquer d'un enfant à un autre.

On peut reconnaître au croup trois périodes, aussi bien que dans la coqueluche. Dans la première, l'enfant éprouve du malaise, du frisson, de la chaleur à la peau ; il a de la toux, surtout pendant la nuit, mais légère et sans caractère particulier. Il est inquiet, porte souvent la main à son cou, rend par le nez un suintement séreux, jaunâtre, et exhale par son haleine une odeur fade et désagréable.

Cette première période ne dure quelquefois qu'un seul jour, et souvent même n'existe pas. Alors, comme c'est ordinairement pendant la nuit que le croup se déclare, l'enfant est réveillé par un accès de toux extrêmement violent avec suffocation. Cette toux est rauque, sonore et bruyante, et assez semblable au cri d'un jeune coq, même aux aboiements d'un chien. Sa face est rouge et couverte de sueur ; les veines de son cou se dessinent largement ; il renverse sa tête en arrière. Tout annonce, en un mot, qu'il est en proie à une suffocation imminente. L'accès terminé, il est triste, abattu, a la face livide, jaunâtre ou plombée.

Dans la troisième période, tous les symptômes ont augmenté d'intensité : alors le sifflement de l'arrière-gorge est excessif, la face est violacée, les lèvres sont bleues, les membres sont froids, l'abattement est extrême, le gonflement du cou est devenu considérable, et quelques lambeaux de fausses membranes, semblables à du blanc d'œuf cuit, sont rendus dans les quintes de toux.

Arrivée à ce point, la maladie se termine presque toujours par la mort, qui survient alors par le fait d'une véritable asphyxie progressive, soit au milieu des angoisses d'une quinte violente, soit dans une agonie plus ou moins prolongée.

Quand les enfants succombent à cette cruelle maladie, on en reconnaît le véritable caractère par la présence, dans les voies qui conduisent aux poumons, d'une concrétion membraneuse qui suffoque de trois manières : tantôt cette concrétion détachée ne peut trouver d'issue par la glotte, elle se fixe à cette ouverture, la ferme complétement, et le malade périt brusquement suffoqué ; tantôt, détachée en partie, et flottant dans l'intérieur du tube aérien, elle y fait l'effet d'une soupape, et apporte au libre exercice de la respiration des obstacles sans cesse renaissants et bientôt mortels.

Enfin, la mort peut aussi arriver doucement, et sans orages, quand l'obstacle se forme lentement dans les derniers petits tubes aériens du tissu même du poumon.

S'il n'est pas possible, d'après ce tableau, de confondre le croup avec un rhume ordinaire, il est très-facile aussi de le distinguer de la coqueluche, dont la marche est plus régulière, plus lente, et dans laquelle les quintes de toux, d'ailleurs fort différentes, comme nous venons de le voir, laissent entre elles des instants de repos qui, en général, n'existent pas dans le croup.

Comme le croup a surtout pour caractère
essentiel la suffocation, on pourrait, à son début, croire que l'enfant a avalé un corps étranger qui est resté engagé dans l'arrière-gorge.
Mais, dans ce cas, on est guidé par les circonstances au milieu desquelles se trouvait l'enfant
au début des accidents; et puis, la présence
d'un corps étranger avalé brusquement donne
lieu à la sensation et au bruit d'un corps mo-
bile; il n'y a pas de sifflement laryngien, ni la
toux que nous avons dit être propre au croup.

Les soins à donner aux enfants affectés du
croup doivent donc être aussi prompts que la
maladie est rapide dans sa marche et funeste
dans sa terminaison. Aussi, pour peu qu'on ait
le pressentiment de son invasion, doit-on réclamer immédiatement les secours d'un homme
de l'art. Voici la conduite qu'il tiendra; elle
doit servir de guide aux personnes obligées
d'agir en son absence.

La première chose qu'on doit faire, c'est de
combattre l'inflammation dont l'arrière-gorge

se trouve tout-à-coup être le siége. On a l'espoir d'y parvenir en couvrant le cou de sangsues, qu'on laisse d'autant plus saigner que le sujet est plus sanguin, que la maladie a plus le cachet inflammatoire. On peut, dans ces cas, pratiquer une saignée au bras. Mais comme la maladie peut marcher très-vite, on cherche en même temps à troubler cette marche en appliquant un large vésicatoire derrière le cou, entre les épaules, ou même en avant et en haut de la poitrine. Comme le vésicatoire n'agit pas toujours assez vite, on peut le remplacer par l'application d'un tampon de linge imbibé d'eau bouillante ou d'alcali volatil.

Quand, malgré ces moyens, la maladie marche, on a tout lieu de croire que la fausse membrane se forme, il faut alors viser à la faire rendre. Or, de tous les moyens qu'on pourrait employer à cet effet, le raisonnement, d'accord en cela avec l'expérience, prouve que les vomitifs sont les plus sûrs. On se hâtera donc de donner un ou deux grains d'émétique, dissous dans un verre d'eau, et pris en deux et trois fois, et quand les vomissements auront cessé, on administrera des lavements rendus purgatifs par l'addition d'une once, et même plus de sulfate de soude ou de magnésie.

On a aussi conseillé, dans le même but que les vomitifs, de faire fortement éternuer les malades, mais ce moyen est trop incertain dans ses résultats pour qu'on perde à le tenter un temps si précieux en pareil cas. Enfin, on tiendra les pieds enveloppés dans de larges cataplasmes sinapisés, qu'on promènera même sur les genoux, à l'intérieur des cuisses, partout, en un mot, où en appelant le sang, ils tendront à opérer une forte révulsion.

Trop souvent, malheureusement, malgré tous ces moyens, la maladie marche vers une terminaison funeste, et il ne reste plus d'espoir que dans l'incision de la trachée-artère, faite dans l'intention, comme on le prévoit, de faciliter un passage à l'air qui doit pénétrer dans le poumon, et d'extraire la ou les fausses membranes qui s'opposent à ce passage. Mais il faut l'avouer, cette opération, qui demande toute l'adresse d'un chirurgien habile, n'a pas eu jusqu'ici tous les résultats qu'on se croyait en droit d'en attendre; quelques personnes portent même le doute à cet égard jusqu'à croire que les rares succès qu'on en a obtenus tenaient surtout à ce que les malades sur lesquels on l'avait pratiquée n'avaient pas eu le véritable croup.

8° MUGUET. — On donne ce nom à une maladie qui, débutant à la bouche pour s'étendre de là dans l'arrière-gorge et l'intestin, consiste en une multitude de petites concrétions ou élevures blanches qui ont une grande ressemblance avec les fleurs du muguet; les médecins la désignent généralement sous le nom de *stomatite pseudo-membraneuse* ou *d'aphtes couenneux*.

Cette maladie attaque surtout les enfants à la mamelle, et est infiniment plus commune dans les deux ou trois premiers mois de la naissance qu'à toute autre époque. Elle sévit principalement sur les enfants faibles ou débiles, soit par une constitution originelle, soit par une nourriture qui ne leur convient pas.

J'ai également remarqué, comme quelques praticiens, que ce n'est pas seulement le défaut de nourriture ou l'usage d'un lait appauvri qui l'occasionnerait, mais que l'usage prématuré des bouillies en serait une cause des plus actives.

Beaucoup de médecins ont cru et avancé que le muguet était plus commun dans les saisons froides et humides que dans les saisons opposées; j'ai observé le contraire, et je me trouve en cela parfaitement d'accord avec un relevé fait par M. le docteur Billard à l'hôpital des Enfants, et duquel il résulte que si les aphtes et les affections catarrhales sont plus communs en hiver qu'en été, le muguet proprement dit est plus fréquent pendant les grandes chaleurs de juillet et d'août que pendant les froids humides de novembre, décembre, février et mars. Enfin, si le muguet règne très souvent d'une manière épidémique, rien n'a prouvé jusqu'à présent qu'il était susceptible de se communiquer d'un enfant à un autre.

Dans la plupart des cas, la maladie est précédée d'une rougeur des fesses et de la partie postérieure des cuisses de l'enfant; puis deux, trois jours après survient un dévoiement d'abord peu intense, mais qui, en peu de jours devient très abondant; en même temps la fièvre se déclare, la figure pâlit ou prend une couleur terne, jaunâtre qu'elle conserve jusqu'au dernier moment.

Après ces premiers accidents on voit paraître du côté de la bouche les premiers phénomènes qui caractérisent la maladie. Les papilles de l'extrémité de la langue se tuméfient, et bientôt toute la langue se recouvre d'une couleur d'un rouge vif qui ne tarde pas à se propager aux autres parties de la bouche. Bientôt les premiers grains de muguet commencent à se faire voir sur la langue et quelquefois en même temps à la face intérieure des joues.

Ce sont d'abord de petits points demi-transparents, mais qui deviennent promptement d'un blanc mat ou luisant; ces points se multiplient, se réunissent et forment des plaques irrégulières et allongées, d'une blancheur plus ou moins éclatante, ressemblant à des gouttes de crème ou de fromage blanc; aussi peut-on facilement les prendre pour du lait; ils occupent ordinairement toute la bouche, depuis la face interne des gencives jusqu'au fond de la gorge. Très souvent ils se réunissent pour ne former qu'une seule membrane qui recouvre la langue en totalité et occupe quelquefois toute la cavité de la bouche.

Lorsque le muguet est très abondant, il occasionne une gêne considérable, que l'enfant témoigne en agitant la langue, et en mâchonnant sans cesse comme pour se débarrasser d'un corps étranger. A la moindre tentative que l'on fait pour introduire le doigt dans sa bouche, il jette des cris, puis il refuse le sein: le dévoiement augmente. Souvent alors son ventre se ballonne et devient douloureux ; il éprouve des coliques, même des vomissements bilieux ; et quand la maladie se prolonge, à l'agitation de l'enfant succède une sorte d'insensibilité, d'affaissement, qui est du plus mauvais augure.

Le muguet est toujours une maladie grave : aussi demande-t-il à être attaqué dès son début. Dès qu'on voit survenir les signes auxquels je viens de dire qu'on pouvait le pressentir, il faut supprimer les bouillies, si l'enfant en est nourri, et lui donner le sein d'une nourrice.

Si on ne pouvait trouver de suite une nourrice convenable, on lui ferait prendre une boisson mucilagineuse de mauve, de guimauve ou de gomme, coupée avec du lait. On lui donnera des lavements d'amidon ou d'eau rendue albumineuse au moyen d'un blanc d'œuf battu, et auxquels on ajoutera deux ou trois gouttes de laudanum ; on le tiendra très proprement et on lui fera respirer un air pur.

Quand les petites taches couenneuses sont formées dans la bouche, on a l'habitude de les enlever à mesure qu'elles se forment; cette pratique est mauvaise, parce qu'on met alors la langue à nu et à sec. Aussi ne faut-il le faire que quand l'enfant en éprouve une gêne insupportable.

Pour cela, on les humecte très souvent: alors, la concrétion se laisse enlever avec facilité. Quand les parties sont un peu débarrassées de leur enduit, on peut les toucher avec un petit pinceau imbibé de miel rosat, ou d'une décoction de pépins de coings, aiguisée avec le suc de citron ou une petite quantité de poudre d'alun.

On a aussi conseillé d'insuffler dans la bouche un mélange de sucre et de calomel; mais le médecin seul peut employer ce moyen. Ce qu'il faut savoir, c'est que c'est à tort qu'on a conseillé de priver l'enfant du sein de sa nourrice dans le cours du muguet. Je crois, au contraire, qu'ici, aussi bien, et mieux encore peut-être qu'ailleurs, il faut donner le sein à l'enfant tant qu'il ne le repousse pas.

C'est donc la nature que l'on prend pour guide, et c'est en général celui que l'on doit préférer quand il s'agit de la nourriture des enfants.

9° ANGINE COUENNEUSE. — On désigne sous ce nom une espèce de mal de gorge qui tient un peu du croup et du muguet, mais infiniment moins grave que le premier et plus redoutable que le second.

Il est caractérisé par la formation, sur toutes les parties de l'arrière-bouche et de la gorge enflammées, de concrétions membraneuses blanchâtres, plus ou moins épaisses, plus ou moins consistantes; cette maladie, qui semble devenir plus fréquente à mesure que notre constitution atmosphérique devient plus humide, attaque principalement les très-jeunes enfants, quoiqu'elle s'observe quelquefois chez les adultes, surtout chez les femmes.

Elle règne souvent d'une manière épidémique, c'est-à-dire qu'elle sévit à la fois sur un grand nombre de personnes, ainsi que nous l'avons vu cette année à Paris, et se concentre quelquefois dans de grands établissements comme des pensionnats, où elle peut exercer de grands ravages.

Une chose fort remarquable, c'est qu'il existe dans certaines familles une grande facilité à la contracter; par exemple un frère et une sœur, qui n'habitaient pas ensemble et qui ne s'étaient pas vus depuis quinze jours, sont pris en même temps. L'impératrice Joséphine, première femme de Napoléon 1er, en est morte, sa fille, Hortense de Beauharnais en fut attaquée, le fils de cette dernière est mort du croup, et le duc de Leuchtenberg, fils d'Eugène Beauharnais et mari de la reine de Portugal, a succombé il y a quelques années à une maladie semblable.

Les phénomènes qui constituent l'angine couenneuse peuvent aussi être partagés en trois périodes bien tranchées.

Dans la première, le sujet ressent quelques embarras dans l'arrière-gorge, les mouvements du cou sont gênés; il avale encore assez bien, quoiqu'il éprouve déjà un sentiment de chaleur et de cuisson vers le pharynx. Sa face est ordinairement pâle, un peu bouffie, ses yeux sont rouges et larmoyants, il n'y a pas de fièvre, mais de l'abattement et un peu de rhume de cerveau (coryza).

Après un temps variable d'un jour à trois, on voit paraître au fond de la gorge, sur les glandes amygdales et sur le voile du palais de petites plaques d'un blanc jaunâtre et d'un aspect lardacé, qui s'agrandissent et s'étendent irrégulièrement; la luette en est quelquefois enveloppée comme d'un doigt de gant. Dès lors, la gêne pour avaler est plus marquée, la voix s'altère, devient rauque, sourde et nazillarde. Dans cette deuxième période la fièvre se prononce, c'est-à-dire que le pouls devient fréquent, mais petit et serré; la figure exprime l'abattement.

La durée de cette deuxième période ne peut pas être spécifiée d'une manière certaine, parce qu'il y a souvent plusieurs éruptions succes-

sives après la chute des premières plaques
couenneuses. Quand ces plaques ont pris un
certain développement elles se cernent d'un
cercle rouge et ne tardent pas à tomber en
lambeaux, ramollies et décollées par un suintement séro-sanguinolent qui exhale ordinairement une extrême fétidité; assez communément alors il y a de la toux et des vomissements
dans lesquels sont rejetés des lambeaux couenneux. Tandis que ces fausses membranes se
détachent il s'en forme de nouvelles, de sorte
qu'on peut ainsi observer plusieurs éruptions
semblables dans l'espace de huit jours.

La durée de cette maladie est ordinairement
de quinze à vingt jours.

Quant à la question de savoir si elle est
contagieuse, les opinions diffèrent à ce sujet;
mais tant de faits viennent à chaque instant
démontrer qu'aussitôt qu'un enfant dans un
pensionnat en est atteint plusieurs autres en
sont également pris, que je donnerai toujours
aux mères le conseil de retirer leurs enfants

dès qu'une maladie de cette nature paraîtra dans la maison où ils sont élevés.

Je ne saurais trop le répéter, les maladies des enfants se transmettent entre eux avec une si grande facilité qu'on ne saurait jamais trop prendre de précautions à ce sujet. Le savant docteur Bretonneau de Tours, a même vu le sein d'une nourrice allaitant un enfant atteint de cette maladie se couvrir de concrétions membraniformes. Enfin l'angine couenneuse accompagne très souvent la scarlatine, comme l'a très-judicieusement fait observer M. le professeur Trousseau.

On pourrait croire au premier abord que les sangsues appliquées au cou dès le début de la maladie devraient en arrêter la marche. Il n'en est point ainsi, surtout quand elle règne d'une manière épidémique. Ce qu'il y a de plus important à faire quand les fausses membranes sont formées, c'est de faciliter leur décollement et leur expulsion au dehors.

On remplit la première de ces deux indications en faisant gargariser la bouche et l'arrière-gorge avec une décoction de feuilles de ronces dans laquelle on ajoute une cuillerée à café environ d'acide muriatique par verre; ou bien on fait un mélange d'une partie de cet acide pur avec trois parties de miel, et on en enduit un pinceau de charpie dont on frotte toute l'arrière-bouche. Ou bien encore on cautérise directement avec la pierre infernale; mais cette dernière manière peut avoir des inconvénients qui font un devoir d'en laisser le soin à une personne de l'art. On répète ces moyens deux et même trois fois par jour, et chaque fois, après leur emploi, on fait gargariser la bouche avec un liquide émollient qu'on peut même injecter avec une seringue.

Quant à la seconde indication, qui est de faire rendre les fausses membranes qui se détachent, on la remplit très bien comme dans le croup en administrant un vomitif. Pendant ce temps on nourrit le malade de bouillon, on le tient dans un lieu sec, chaud, mais aéré, on lui couvre la poitrine de flanelle, on le purge légèrement avec huit ou dix grains de calomel introduits dans un peu de miel, de gelée de pommes ou de marmelade d'abricots ; et sur la fin de la maladie, en même temps qu'on donne une nourriture réparatrice, on fait bien d'appliquer, pour quelque temps seulement, un vésicatoire au bras.

10° Convulsions. — Tout le monde sait qu'on donne le nom de convulsions à des mouvements brusques ou contractions spasmodiques involontaires des muscles, surtout de ceux des membres, et qui surviennent le plus ordinairement d'une manière inattendue, pour cesser aussi promptement et se renouveler plus ou moins souvent.

Les convulsions sont tout à la fois une des plus fréquentes et une des plus graves maladies dont les enfants puissent être atteints. Elles attaquent surtout ceux qui sont nés de parents nerveux et de mères qui, dans le cours de leur grossesse, ont éprouvé de violentes émotions, des chagrins cuisants, des frayeurs subites. L'expérience a aussi démontré que le moment où les enfants sont le plus exposés à être pris de convulsions est celui où s'effectue le travail de la première dentition, c'est-à-dire sur la fin de leur première année ou au commencement de la deuxième.

Les causes, sous l'influence desquelles surviennent les convulsions chez les enfants en bas âge, sont la plupart du temps inconnues. Si, à un âge où les enfants sentent et comprennent, on peut leur donner pour cause de violents chagrins, une vive frayeur, il n'en saurait être ainsi pour les enfants au-dessous de huit mois, où leurs sensations sont bornées et le sentiment intellectuel presque nul ; c'est pourtant à cet âge qu'elles sont très communes et très dangereuses.

Les convulsions, chez les enfants en bas âge, débutent presque toujours sans être précédées d'aucuns signes qui puissent faire pressentir leur irruption.

L'enfant, tout à l'heure gai, jette subitement un cri aigu ou plaintif, s'agite, puis ses yeux roulent dans ses orbites pour se diriger tantôt en dehors, tantôt en dedans, mais le plus souvent en haut; sa respiration s'embarrasse, ses membres, surtout ses bras, se tournent en même temps que ses mains se ferment et que les poignets se fléchissent en dedans. Les jambes suivent un semblable mouvement, soit en même temps, soit en alternant avec ceux des bras.

Souvent l'urine coule à l'insu du malade, puis il survient un moment de calme, et la convulsion recommence de la même manière. Mais très souvent aussi elle ne cesse pas tout à fait, et on voit un mouvement, pour ainsi dire vibratoire, agiter un membre seul, les paupières, les ailes du nez, les lèvres qui se dirigent à droite ou à gauche, de manière à contourner la bouche. On entend souvent un râle qui annonce que les organes intérieurs prennent part au désordre des parties extérieures.

Il est important de ne pas confondre ces

convulsions, auxquelles des soins bien entendus peuvent porter remède, avec une attaque d'épilepsie, dans le cours de laquelle on doit se borner à maintenir le malade pour qu'il ne se fasse aucun mal. On évitera la méprise en se rappelant que dans la convulsion épileptique, assez rare d'ailleurs dans la première année de la vie, l'accès est précédé d'un cri, la figure devient violette, les veines du cou se gonflent, les mâchoires se serrent et la bouche se garnit d'écume, en même temps que, dans le cours de la convulsion, les pouces sont fortement accolés à la paume des mains.

Dans le traitement des convulsions que nous étudions ici, il faut d'abord chercher à en découvrir la cause, ce qui, malheureusement, est la plupart du temps, tout à fait impossible. Cependant, si elles survenaient dans le moment où l'enfant perce ses dents, il faudrait de suite savoir s'il n'y a pas une dent qui, prête à sortir, soulèverait avec force la gencive qui doit lui livrer passage. S'il en est ainsi, on devra porter de suite l'enfant chez un dentiste, et le prier d'inciser crucialement cette gencive. J'ai vu cette opération mettre fin, comme par enchantement, à des convulsions fort inquiétantes.

L'enfant a-t-il eu, au contraire, avant d'être atteint de convulsion, les pupilles fortement dilatées; s'est-il frotté le nez; avait-il les lèvres pâles et décolorées; avait-il l'haleine chaude et fétide; et enfin avait-il rendu des vers? On doit craindre que les convulsions ne tiennent à cette cause; eh bien! vite on doit administrer une potion faite, soit avec le semen-contra, soit avec la mousse de Corse, ou bien tout d'abord lui donner huit ou dix grains de calomel ou mercure doux, mélangés à un peu de sucre.

Si ces moyens ne sont suivis d'aucun résultat, il faut de suite attaquer les convulsions par des moyens énergiques : comme placer trois ou quatre sangsues derrière les oreilles, mettre des sinapismes aux pieds, aux genoux, mais surtout appliquer de l'eau froide, même glacée, sur la tête.

Ce dernier moyen est assurément un de ceux sur lesquels on est le plus en droit de compter; mais il est soumis à une condition essentielle, c'est qu'une fois employé, il ne sera pas discontinué; autrement, il agirait en sens inverse du but qu'on se propose, parce que le sang, une fois refoulé, reviendrait avec une nouvelle énergie dès qu'on aurait enlevé la cause de son refoulement.

Pour appliquer convenablement le froid sur la tête, on la couvre de compresses trempées dans l'eau glacée, ou bien on emplit une vessie de porc à moitié de glace pilée, et on en fait une sorte de calotte dont on couvre la tête. Quand on voit que toute la glace est fondue, et qu'on a lieu de supposer que l'eau a gagné la température du corps, on substitue une nouvelle vessie convenablement disposée à celle qui a perdu ses propriétés réfrigérantes.

11° Dentition. — Peu de mères connaissent parfaitement le travail de la dentition : c'est un malheur, car, le connaissant, non-seule-

ment elles pourraient, par quelques soins,
procurer à leurs enfants les avantages d'une
bonne denture, mais encore leur épargner une
foule d'incommodités qui naissent des obstacles
qu'un grand nombre de circonstances mettent
à la régularité de ce travail.

Or, si les dents, à l'époque de la naissance,
sont déjà toutes formées dans les alvéoles, le
moment où les premières d'entre elles appa-
raissent au dehors est très variable; car si on
a vu des enfants naître avec une ou plusieurs
dents, on cite aussi des cas où la dentition a
été retardée jusqu'à la deuxième année, et
même beaucoup plus tard. Mais c'est ordinairement du sixième au neuvième mois, ou mieux,
du milieu à la fin de la première année, que
l'éruption commence.

Quand les dents veulent percer, on voit le
bord alvéolaire s'épaissir et se séparer en bourrelets de plus en plus saillants; en même temps
l'enfant perd son sommeil, s'agite, se plaint,
porte ses doigt à sa bouche, salive abondam-

ment, et éprouve au visage un prurit douloureux, qui se décèle assez souvent par des taches
rouges qu'on nomme vulgairement feux de
dents.

Cet état ne peut durer longtemps, et l'on
peut juger que l'éruption n'est pas encore prochaine, quel que soit le volume du bord alvéolaire, tant que l'on voit régner sur sa superficie
un filet saillant, reste du bord tranchant qui,
dans les premiers temps de la vie, représentait
seul les gencives. Enfin, la gencive rougit,
s'amollit, puis un point blanchâtre recouvre,
sous la forme d'une pellicule ulcérée, l'extrémité de la dent dont la couronne sort ordinairement en deux ou trois jours.

Cette éruption est graduée, et, dans la plupart des cas, les dents sortent deux à deux, à
des intervalles plus ou moins éloignés. Les
deux incisives du milieu, par exemple, sortent
ordinairement les premières à la mâchoire inférieure. Deux mois environ après, paraissent
les pareilles dents à la mâchoire supérieure.

Puis viennent les deux incisives d'en bas dont une de chaque côté des premières, puis celles d'en haut, qui se suivent dans le même ordre et à une égale distance.

Quelques mois plus tard paraissent non pas les canines ou œillères, comme on l'a longtemps cru, et comme le croient encore quelques dentistes, mais les premières petites molaires ou mâchelières d'en bas, dont une à gauche, une à droite, puis celles d'en haut. Enfin percent les œillères, et, vers deux ans et demi, sortent les deuxièmes petites mâchelières toujours du bas pour être bientôt suivies de celles du haut. Alors est achevée la première dentition, c'est-à-dire que l'enfant présente vingt dents, qu'on nomme *dents de lait*, parce qu'elles ont commencé à percer que l'enfant était ou devait encore être à la mamelle; infantiles ou *temporaires*, parce qu'elles tomberont pour faire place à d'autres qui seront persistantes.

Quoique la sortie des dents soit un phénomène ou un acte tout naturel, on ne peut pourtant se dissimuler qu'elle ne soit, pour certains enfants, la cause prédisposante ou occasionnelle d'un grand nombre de maladies, et ne forme en réalité une des périodes orageuses de leur existence.

Quelques médecins ont vainement essayé de le nier; leur dénégation est aussi éloignée de la vérité que l'opinion contraire qui consiste à prétendre que l'existence des enfants est tellement soumise à la marche de la dentition, que la moindre déviation de celle-ci peut compromettre cette existence.

Tant qu'il ne survient que les phénomènes presque entièrement locaux que nous avons énumérés, tout se passe pour ainsi dire dans l'ordre naturel, car il est fort peu d'enfants qui en soient exempts.

Mais il y a maladie quand la fièvre, de passagère qu'elle était, devient continue, que les digestions se troublent, que le lait est venu avec facilité et promptement, qu'il se déclare une diarrhée séreuse, jaunâtre, quand enfin et c'est là l'accident le plus redoutable, il se manifeste des convulsions; ce qui forme autant d'affections distinctes qui, bien qu'elles ne diffèrent pas sensiblement de celles de même nature qui paraissent dans toute autre circonstance, méritent cependant un traitement qui pourrait ne pas convenir ailleurs. Examinons-les donc successivement.

La fièvre continue est un des effets les plus ordinaires d'une dentition difficile, mais elle est souvent faible et de courte durée. Dans les cas graves, elle prend tous les caractères des fièvres catarrhales, si fâcheuses chez les grandes personnes, et dans le cours desquelles toutes les membranes muqueuses, comme celles des yeux, du nez, de la gorge, des bronches, sont envahies à la fois.

Comme cette fièvre cesse souvent d'une manière subite, même au milieu de sa plus grande force, dès l'instant où les dents se font jour à travers les gencives, on a nécessairement été porté à croire qu'elle n'était que le résultat de la compression de la pulpe dentaire au fond de l'alvéole, et à présumer qu'elle devait cesser du moment où, par l'incision de la gencive on fendrait la barrière qui s'oppose à la sortie de la dent. Cette opération a quelquefois fait cesser si promptement tous les accidents, qu'on a souvent le regret de ne pas l'avoir employée, ou de l'avoir employée trop tard.

Mais, d'un autre côté, comme on voit bien souvent aussi des incisions prématurées non-seulement se refermer sans avantage pour l'enfant, mais encore n'avoir d'autre résultat que de favoriser la carie des dents, on a généralement admis en principe qu'il faut, avant de débrider la gencive, être bien sûr de l'imminence de l'éruption de la dent et de la nécessité de l'accélérer.

On doit donc, le plus souvent, se contenter de faire mâcher à l'enfant quelque corps de médiocre consistance, comme la racine de guimauve, de réglisse ; le mettre à la diète, le purger légèrement avec l'huile d'amandes douces et le sirop de chicorée. De temps immémorial, on met entre les mains des enfants des hochets d'ivoire ou de cristal, dans l'intention que, les portant sans cesse à leur bouche, ils aminciront insensiblement les gencives et aideront la dent à les percer. Presque tous les médecins blâment cet usage, auquel ils trouvent l'inconvénient de durcir plutôt qu'ils n'amincissent les gencives. Je pense comme eux que, dans les cas de dentition difficile, il est prudent d'éloigner ces objets des mains de l'enfant.

Après la fièvre, la diarrhée est un des accidents les plus fréquents de la dentition ; elle est souvent accompagnée, précédée ou suivie de vomissements, et se montre bien plus souvent à la sortie des dents œillères et des molaires qu'à celle des dents de devant. Cette affection devient quelquefois mortelle dans l'espace de trois ou quatre jours ; aussi, dès qu'elle paraît avec des signes qui montrent qu'elle peut devenir une complication sérieuse, faut-il l'arrêter avec des cataplasmes appliqués sur le ventre, une diète sévère, des lavements d'eau de son auxquels on ajoute cinq à six gouttes de laudanum, ensuite une cuillerée d'amidon.

Mais de tous les accidents qui compliquent si souvent la dentition, il n'en est pas de plus dangereux et de plus effrayant que les convulsions. La douleur, l'extrême agitation et l'insomnie en sont les signes précurseurs. Aussi la persistance et l'intensité de ces trois états sont d'un fâcheux augure.

Si, malgré tout, les convulsions se déclarent, il faut se conduire à leur égard comme je l'ai dit précédemment, c'est-à-dire mettre des sangsues aux angles de la mâchoire, appliquer de l'eau froide sur la tête, garnir les pieds de cataplasmes sinapisés; puis voir si la gencive a besoin d'être débridée. On peut ajouter à tous ces moyens quelques cuillerées d'une potion faite avec cinq ou six onces d'infusion de tilleul et une once de sirop de pavot blanc

12° **Accidents occasionnés par les vers.** —
La présence des vers chez les enfants, même
dans le plus jeune âge, c'est-à-dire dans le
cours de leur première année, occasionne quelquefois des accidents si bizarres et si graves,
qu'il est toujours prudent qu'une mère sache à
quoi s'en tenir à cet égard. On voit très souvent, en effet, des enfants offrir tous les signes
d'une maladie intense, dépérir sans qu'on
puisse en trouver la cause, et revenir comme
par enchantement à la suite de l'administration
d'un remède qui avait eu pour résultat l'expulsion d'une quantité plus ou moins grande
de vers.

S'il n'existe, à proprement parler, de signe
certain et incontestable de la présence des vers
chez les enfants, que leur sortie hors des voies
naturelles, on peut cependant, par l'ensemble
de certains symptômes, acquérir, sinon la certitude, du moins une forte présomption de leur
existence. Ces symptômes sont de deux ordres :
les uns sont relatifs aux troubles des diges-

tions, les autres consistent en phénomènes généraux.

Les troubles des fonctions digestives sont du dégoût, un défaut d'appétit ou un appétit extraordinaire, alternativement ; des hoquets, de la salivation, une haleine fétide, des renvois de gaz d'une odeur aigre et particulière, assez souvent des vomissements d'une sérosité claire et également aigre ; des coliques, quelquefois même assez violentes, occupant surtout la région ombilicale ; enfin, la diarrhée ou des selles glaireuses et même sanguinolentes.

Les signes généraux sont, le plus habituellement, une pâleur et une bouffissure de la face, un teint plombé, des yeux ternes, cernés, des pupilles dilatées, des démangeaisons continuelles au pourtour du nez, où se font souvent remarquer des gouttelettes de sang desséchées, des bourdonnements d'oreilles, des grincements de dents, surtout pendant le sommeil ; parfois une toux sèche et fatigante, des sueurs acides, un amaigrissement considérable, des

tremblements qui vont même jusqu'à des mouvements convulsifs. En voici un exemple dont
j'ai été témoin, et qui est resté profondément
gravé dans ma mémoire :

Un enfant, occupé à jouer dans un jardin
avec deux autres enfants, âgés comme lui de
trois à quatre ans environ, pousse tout à coup
un petit cri, tombe, se raidit et ferme les yeux.
Presque aussitôt son visage devient bleu,
même violet; il serre fortement les dents; un
frémissement général agite tout son corps et
surtout ses membres. Bientôt son visage pâlit
et reste dans cet état. Son pouls est petit et
serré; de temps en temps le frémissement général s'apaise; alors une petite toux à secousse
et cassée se fait entendre ; l'enfant se frotte le
nez avec force; ses yeux restent toujours fer-
més, quoique les paupières étant ouvertes
laissent voir l'œil dans son état naturel, seulement les pupilles sont fortement dilatées.

Enfin, tout à coup il éprouve un vomisse-
ment de matières glaireuses et filantes, au

milieu desquelles se présente un énorme ver vivant, pointu à chacune de ses extrémités, sillonné sur les côtés, comme le sont les vers appelés *lombrics*, les plus communs chez les enfants, après les *ascarides*.

Cependant les convulsions occasionnées chez les enfants par la présence des vers sont plus rares et moins graves qu'on ne le pense généralement. Un des médecins de notre époque qui se sont livrés avec le plus de persistance et de succès à l'étude des maladies des enfants, feu M. Guersant, déclare n'avoir vu qu'un seul cas dans lequel des convulsions mortelles ont paru déterminées par cette cause, voici le cas :

Un enfant qui se plaignait de coliques légères, fut bientôt après pris de convulsions qui furent promptement suivies de mort. A l'ouverture qui fut faite de son corps, on ne trouva aucune altération dans le cerveau, dans la moëlle épinière, ni dans les organes contenus, soit dans la poitrine, soit dans le ventre ; seulement on reconnut que deux vers ascarides-lombricoïdes, de sept à huit pouces de longueur, avaient pénétré par le canal qui du foie se rend à l'intestin, et s'étaient introduits profondément dans les canaux qui livrent passage à la bile.

Comme les convulsions avaient immédiatement suivi les coliques, M. Guersant a dû nécessairement penser que l'introduction brusque et instantanée de ces deux animaux dans les conduits biliaires, avaient été la véritable cause des convulsions auxquelles avait si subitement succombé l'enfant; mais il ajoute que, dans tous les cas où il a retrouvé des convulsions mortelles chez des enfants affectés de vers, il existait évidemment une maladie du cerveau, des poumons, ou du tube digestif, indépendante de la présence de ces animaux.

Quoi qu'il en soit, il est rare que les indispositions occasionnées chez les enfants par les vers soient accompagnées de fièvre, à moins toutefois que leur présence en grande quantité dans l'intestin n'ait produit l'inflammation de cet organe. Dans ce cas, dût-on aggraver momentanément cet état inflammatoire, on ne peut raisonnablement espérer le faire cesser qu'en en détruisant la cause : c'est donc l'expulsion des vers qu'il faut d'abord obtenir.

Si la manière dont les vers se développent dans les intestins est complètement inconnue, on est du moins d'accord sur les causes qui prédisposent à leur existence. Ces causes sont le tempérament lymphatique, l'habitation de lieux humides, mal aérés; puis vient la mauvaise qualité des aliments, comme un trop fréquent usage de farineux, de fruits verts et aqueux, de lait fermenté, de fromage, de beurre, de cidre. Une trop grande quantité d'aliments, indépendamment de leur qualité, et l'irrégularité dans la distribution des repas, sont encore des circonstances qui, en portant le trouble dans les digestions, favorisent la formation des vers chez les enfants.

La prédisposition à en être affectés est si marquée chez quelques-uns, que les médecins ont admis une constitution ou *diathèse* vermineuse. Je suis loin de nier l'existence de cette constitution, mais je fais seulement observer que comme les enfants sur lesquels elle se fait remarquer se trouvent presque toujours dans les conditions défavorables d'habitation et de nourriture, que je viens de mentionner, elle peut ne pas exister par elle-même et n'être considérée que comme une conséquence de ces conditions.

Cependant il est bien certain que la constitution vermineuse se transmet par voie d'hérédité. J'ai connu une famille de cinq enfants qui, bien qu'élevés dans des positions les moins propres à favoriser le développement des vers, en avaient été tourmentés jusqu'à l'âge de douze ans. Le père, originaire d'une vallée humide de la Suisse, où les affections vermineuses sont pour ainsi dire endémiques, en avait été tourmenté presque toute sa vie.

On voit de suite que, pour préserver les enfants des vers, il faut les gouverner en sens

inverse des causes que je viens de signaler.
Ainsi, les soustraire, autant que possible, à
l'humidité, et surtout combattre son influence
fâcheuse par des vêtements chauds, une nour-
ture stimulante, et, s'ils ne sont plus au sein,
leur donner plus de viande que de végétaux et
un peu de bon vin.

Enfin quand on a acquis la certitude qu'un
enfant a des vers, soit qu'il en ait rendu, soit
qu'il offre tous les signes qui dénotent leur
présence, on doit songer le plus tôt possible à
les lui faire rendre. Pour cela il existe plusieurs
moyens : le plus usité consiste à faire prendre
une demi-once (un peu plus, un peu moins,
suivant l'âge) de mousse de Corse ou de
semen-contra infusé dans un verre de lait ; ce
qu'on répète à deux et même trois fois en mettant un jour d'intervalle.

Comme beaucoup d'enfants se refusent à
prendre les médicaments en boisson, on les
leur donne en poudre : par exemple, six ou
huit grains de calomel dans un petit pot de

crème au chocolat ou au café, ou bien en mettant dix grains environ de poudre de fougère
mâle et deux de gomme gutte, soit dans un
pruneau, soit dans une cuillerée de miel. Les
pharmaciens préparent aussi des bonbons, surtout des biscuits, qui, contenant des substances
nécessaires à cet effet, réussissent en général
assez bien.

Mais, quelle que soit de ces substances celle
qu'on ait employée, il est toujours prudent de
faire suivre son emploi de l'administration
d'une potion purgative pour faciliter l'expulsion des vers : par exemple, 20 grammes
d'huile de ricin, ou un verre d'une légère infusion de séné dans laquelle on aura fait dissoudre 12 ou 15 grammes de sulfate de soude
ou de magnésie ; ou bien enfin de 40 à 60
centigrammes de poudre de scammonée mélangés à une cuillerée de compote de pommes
ou de confiture.

M. le professeur Cruveilhier conseille le mélange suivant, dans lequel entrent tout à la fois des substances propres à tuer les vers et à les faire rendre : Follicules de séné, rhubarbe, semen-contra, mousse de Corse, fleurs de tanaisie, petite absinthe, de chaque 4 grammes ; faites infuser à froid dans 250 grammes ou un grand verre d'eau ; passez et ajoutez une suffisante quantité de sucre pour faire un sirop dont on donnera une cuillerée à bouche le matin pendant trois ou quatre jours.

Enfin, comme les vers peuvent tourmenter des enfants très jeunes qui se refusent à prendre toute espèce de médicaments, on réussit quelquefois à les faire rendre en frottant le ventre de ces enfants avec de l'huile de cajeput, ou bien en le tenant quelque temps recouvert de cataplasmes dans lesquels on fait entrer l'ail, la tanaisie, l'absinthe, l'armoise, le camphre et l'éther sulfurique.

15° OPHTHALMIE, OU MAL D'YEUX DES JEUNES ENFANTS. — Enfin, une dernière maladie sur laquelle il est utile qu'une mère ait quelque connaissance est celle qui, sous le nom d'oph *thalmie des nouveau-nés*, affecte un très grand nombre d'enfants en bas âge, c'est-à-dire depuis le moment de leur naissance jusqu'à deux, quatre et même six mois.

Beaucoup de nourrices, auxquelles on confie des enfants qui se trouvent subitement pris de cette maladie, sont disposées à croire qu'elle leur a été communiquée au passage par des mères malsaines ; mais une sévère observation a démontré que cette cause est non-seulement la moins commune, mais encore excessivement rare. Cependant il est à remarquer qu'elle est infiniment plus fréquente sur les enfants du peuple que sur ceux des classes élevées, et qu'elle est très commune dans les maisons consacrées aux enfants trouvés, où elle règne quelquefois épidémiquement.

Cette maladie commence par une rougeur de l'œil, qui se montre d'abord sur le bord des paupières, un léger écoulement survient bientôt, et les paupières restent fermées ; si on les écarte, on voit à leur face intérieure des filaments de matières muqueuses, et l'enfant paraît souffrir horriblement de la lumière. Ces premiers symptômes étant légers, on les remarque à peine, n'en connaissant pas l'importance; on lave les yeux de l'enfant avec du lait, croyant qu'il a un coup d'air.

Mais la maladie fait des progrès, et l'on ne tarde pas à observer un écoulement d'une matière jaune assez consistante, la surface de l'œil est rouge et gonflée, ainsi que les paupières, et parsemée de filets sanguins très développés. Si cet état de choses n'est pas arrêté, au moindre essai qu'on fait pour ouvrir les paupières, elles se renversent et offrent un aspect mou et violacé; l'écoulement devient de plus en plus abondant et distend horriblement l'œil.

Si le mal est abandonnné à lui-même, l'écoulement devient plus liquide, moins abondant et parfois mêlé de sang; le milieu de ce qu'on appelle le voyant de l'œil prend un aspect cendré, sale, et tout le reste est blanchi par la matière infiltrée entre les lames des tissus.

Dans les cas extrêmes, tout le globe oculaire entre en suppuration, son milieu s'ulcère et il se vide.

Le plus ordinairement les deux yeux se prennent, mais successivement. La durée du mal varie de sept jours à un mois; il existe des cas dans lesquels il arrive à son plus haut degré dans l'espace de peu de jours.

Par ce qui précède, on voit combien cette maladie est grave et quelle promptitude elle exige dans l'administration des moyens propres à la combattre. De tous ces moyens, les plus sûrs sont l'application de trois, quatre et même cinq sangsues à la tempe, des lotions émollientes, et quand la période sur-aiguë de l'inflammation est un peu tombée, un vésicatoire au cou.

Si l'enfant est nourri au sein, la nourrice fera bien de faire jaillir fréquemment de son lait entre les paupières du petit malade, et on lui donnera quelques légers purgatifs, comme quatre et même six grains de calomel dans un peu de crème, ou quelques cuillerées de sirop de chicorée.

Si ces moyens, les seuls qu'une mère ou une nourrrice peut employer, ne réussissent pas, on devra consulter au plus tôt un médecin qui pourra, soit cautériser les surfaces malades avec un crayon de nitrate d'argent, soit les saupoudrer d'oxyde de bismuth, soit enfin faire subir à l'enfant un traitement approprié, s'il jugeait que la maladie lui a été transmise par sa mère au moment de sa naissance.

14° DES CHANCES DE VIE DÉVOLUES AUX ENFANTS. — Il est encore plusieurs maladies propres à l'enfance, à la connaissance desquelles je pourrais initier les jeunes mères, mais la crainte de leur faire supposer qu'elles peuvent se passer des soins des personnes de l'art, m'engage à m'arrêter en les avertissant que c'est à prévenir ces maladies qu'elles doivent s'appliquer, rien n'étant plus fragile que la vie des enfants en bas âge.

Sans vouloir alarmer leur tendresse, mais

dans l'unique but de leur faire sentir l'indispensable nécessité d'entourer l'enfance des soins les plus assidus, et d'apporter l'attention la plus scrupuleuse et la plus minutieuse à l'application de ces soins, je m'en tiendrai aux preuves suivantes :

En fondant ensemble la plupart des tables de mortalité publiées depuis une vingtaine d'années en France, en Angleterre, en Belgique, en Prusse, en Danemarck, en Savoie et en Piémont, et après avoir ainsi rassemblé un total de 15 millions et demi de décès, on est arrivé à ce résultat que, sur deux mille individus, il n'en reste que onze cents environ au bout de dix ans, mille au plus au bout de vingt ans, huit cent quatre-vingts au bout de trente ans ; la moitié a donc disparu avant d'avoir seulement atteint l'âge de trente ans.

Mais la proportion de ceux qui ont succombé dans les dix premières années de l'existence est infiniment plus considérable que dans les deux autres périodes de dix ans ; or, cette mortalité considérable des dix premières années porte surtout sur les deux premières années de la vie, ainsi que les documents suivants le démontrent de la manière la plus évidente :

D'après les tables anglaises, dressées en Angleterre par les compagnies d'assurances pour la ville de Carlisle, sur dix mille enfants, il n'en reste plus, à la fin de la première année, que huit mille quatre cent soixante-et-un, et à la fin de la seconde, que sept mille sept cents. A une époque assez rapprochée de nous, on a trouvé en France que, sur dix mille enfants, il n'en restait plus, après la fin de la première année, que six mille sept cents. Depuis une quarantaine d'années les choses se sont améliorées en France; elles sont à peu près rentrées dans l'ordre établi pour la ville de Carlisle.

C'est surtout sur les premiers mois de la naissance que frappe la mortalité. En voici une preuve irrécusable qui résulte de l'examen des tables mortuaires de la Belgique où l'on a trouvé que, sur cent mille enfants pris au moment de leur naissance, il n'en reste plus que soixante-dix mille à la fin de la deuxième année ; la mortalité de cette période se décompose ainsi :

Au bout du premier mois, il n'en reste que quatre-vingt-dix mille trois cent quatre-vingt-seize ; au bout du deuxième, quatre-vingt-sept mille neuf cent trente-six ; au bout du troisième, quatre-vingt-six mille cent soixante-quinze ; au bout du quatrième, quatre-vingt-quatre mille sept cent vingt ; au bout du cinquième, quatre-vingt-trois mille cinq cent soixante et onze ; au bout du sixième, quatre-vingt-deux mille cinq cent vingt-six ; au bout d'un an, soixante-dix-sept mille cinq cent vingt-huit ; au bout de dix-huit mois, soixante-treize mille trois cent soixante-sept ; enfin à deux ans, soixante-dix mille cinq cent trente-six.

Ce qui ressort surtout de cette table, c'est la mortalité considérable des jeunes enfants, puisque le dixième environ disparaît dans le premier mois. Un fait également curieux, c'est que le nombre des garçons qui succombent dans les deux premières années est toujours plus considérable, toutes choses égales d'ailleurs relativement aux naissances, que celui des filles. L'habitation à la ville ou à la campagne exerce aussi une grande influence sur la mortalité des enfants, qui succombent bien plus dans le premier lieu que dans le second.

La misère a également une action des plus pernicieuses sur les enfants dans le cours de la première année; ainsi, par exemple, à Paris, la mortalité pour cet âge, dans le douzième arrondissement, est à celui du premier comme 50 est à 37.

Enfin les jeunes enfants, contrairement à ce qu'on croit généralement, paient aussi une plus large part aux épidémies que les âges plus avancés. L'épidémie de choléra qui nous a visités en 1849 l'a prouvé sans réplique, car il est mort dans les hôpitaux 55 malades sur 100 au-dessous de cinq ans, 39 sur 100 de six à dix ans, et 37 sur 100 de onze à quinze; l'épidé-

mie de 1832 avait déjà fourni des résultats ana
logues.

§ V.

DES PRÉCAUTIONS QU'UNE MÈRE (OU UNE NOURRICE) DOIT PRENDRE, POUR ELLE ET POUR SON ENFANT, EN CESSANT D'ALLAITER, AUTREMENT DIT, DANS LE MOMENT DU SEVRAGE.

Il en est de la sécrétion du lait comme de toutes les fonctions à l'ordre desquelles elle appartient; si on en arrête le cours brusquement et sans précautions, on expose les femmes chez lesquelles elle était en cours d'exécution à une foule d'accidents capables d'altérer profondément leur santé et même de compromettre leur existence.

Il est reconnu en médecine, et pour ainsi dire passé en proverbe, que, plus un organe est exercé, sans sortir néanmoins des limites assignées à son action, plus il a de force et d'énergie, plus par conséquent il devient apte a remplir la fonction qui lui est dévolue : par conséquent, on doit croire que le moyen le plus sûr de faire cesser une fonction temporaire, c'est de diminuer progressivement la somme d'exercice propre à l'organe qui l'exécute.

C'est d'après ce principe que doit se conduire une femme qui veut mettre fin à l'allaitement, en un mot sevrer l'enfant qu'elle nourrit. Mais à quel âge doit-elle en venir là? Quelques médecins, trop scrupuleux observateurs, ou pour mieux dire, mauvais interprètes des vues de la nature, auraient voulu que l'enfant cessât de prendre le sein dès le moment où les premières dents paraissent; mais cette opinion est évidemment erronée, car les premières dents d'un enfant sont tout-à-fait incapables de mâcher ou de broyer des aliments, quelque peu résistants qu'ils soient.

Aussi s'accorde-t-on généralement sur ce point que, si rien n'oblige à agir différemment, ce n'est jamais avant la fin de la première année qu'une femme doit cesser de nourrir. Ce terme est même déjà court, et beaucoup de femmes nourrissent jusqu'à quinze mois. Ce temps passé, il est prudent de cesser, d'abord parce que l'enfant a besoin, à cet âge, d'une nourriture plus substantielle, ensuite parce que, réduit au seul lait de sa mère, il la fatiguerait nécessairement.

Ainsi donc, si une femme se décide à cesser de nourrir, du douzième au quinzième mois, elle doit d'abord commencer par présenter son sein à son enfant une fois de moins par jour; elle diminuera encore d'une fois la semaine suivante; c'est alors qu'elle fait bien de lui refuser complétement le sein pendant la nuit. Enfin, de jour, elle diminuera jusqu'à ce qu'il ne tette plus qu'une fois, et elle laissera ensuite un, deux, puis trois jours d'intervalle.

Dans le cours du mois où elle veut cesser d'allaiter, une nourrice fera bien de diminuer un peu de sa nourriture habituelle, et ne faire usage que des aliments les moins succulents, qui sont naturellement les moins propres à favoriser la formation du lait, comme les légumes, les viandes blanches, les fruits, les compotes, même les mets accommodés au lait.

Ce que j'ai dit de la manière d'empêcher la formation du lait chez une femme nouvellement accouchée, qui ne veut pas nourrir, s'applique parfaitement à celle qui, nourrissant, veut cesser de le faire. Ainsi, elle fera entrer dans ses boissons diverses substances capables d'exciter quelque organe sécréteur, comme les reins, par exemple, au moyen du sel de nitre ou nitrate de potasse pris à faible dose (de quinze grains à un gramme) dans une tisane légère de chiendent, de pariétaire, de réglisse, voire même de chicorée.

Dans cette circonstance, la femme doit garantir ses seins du froid et du contact de l'air extérieur; car ils semblent alors devenir plus irritables par la réaction momentanée qu'ils opposent aux diverses tentatives qu'on dirige contre eux pour faire cesser leur fonctionnement. Mais elle devra prendre garde aussi d'y entretenir une trop grande chaleur, car la chaleur appelle le sang vers les organes, et le sang devient pour eux une condition d'action.

Une habitude généralement répandue fait une loi de purger une femme qui cesse de nourrir. Beaucoup de médecins n'y voient qu'un préjugé, et croient pouvoir s'en abstenir. Sans doute, si on purgeait une femme en cette position, dans l'intention de la débarrasser d'humeurs malfaisantes, suivant les préceptes d'une théorie surannée, on aurait tort ; mais les purgatifs, dans cette circonstance, n'ont d'autre but que de déverser sur les intestins la vitalité dont les seins sont le siége, de faire passer, comme on le dit, le lait par le bas.

Pour remplir cette indication, on administre ordinairement une once de sulfate de soude, de citrate de magnésie ou d'huile de ricin dans une tasse de bouillon aux herbes, et on porte la précaution jusqu'à répéter ce moyen au bout de trois ou quatre jours, en donnant, dans l'intervalle, quelque boisson qui porte aux sueurs, comme une décoction de canne de Provence, une infusion de fleurs de bourrache, de sureau (1).

Beaucoup de médecins trouveront, sans doute, que je cède en cela à une crainte chimérique : mais j'ai vu, et je vois tous les jours, tant de femmes se plaindre de *laits répandus*, comme on le dit en style qui n'est pas aussi figuré qu'on le croit, que j'aime mieux en cela pécher par excès que par défaut de prudence.

L'observation suivante prouvera que je fonde mon opinion sur des faits et non sur de faux raisonnements ou de simples préjugés ; elle pourra en même temps servir de guide aux mères, à la position desquelles elle pourrait s'appliquer :

En 1845, j'accouchai madame Bert..., jeune

____

(1) Mettant à profit l'antique réputation de la canne comme anti-laiteux, j'en ai fait la base d'un sirop qui jouit de la triple propriété de faire passer le lait par les sueurs, par les selles et par les urines. Vingt années d'expérience m'en ont démontré la supériorité sur tous les autres moyens conseillés dans le même but

femme de vingt-deux ans, d'un tempérament
plus lymphatique que sanguin, et dont le mari
occupait un emploi de contre-maître chez un
des premiers carrossiers de Paris. Sa couche fut
des plus heureuses. S'étant décidée à nourrir
son enfant, qui était son deuxième, son lait prit
un cours régulier; son enfant se développa à
merveille; si bien que, six mois après sa couche,
cédant aux sollicitations de la femme du carros-
sier chez lequel était employé son mari, elle
sevra cet enfant pour en prendre un dont venait d'accoucher une riche dame de sa connaissance.

Le passage de son lait, ou, si l'on veut, la
transmission de son sein d'un enfant à l'autre,
se fit sans aucun accident; seulement, le nouveau-né ne suffisant pas toujours à désemplir
ses seins, elle était quelquefois obligée de les
offrir à son propre enfant. Les choses marchè-
rent ainsi pendant quatre mois, ce qui la portait au dixième mois depuis son accouchement.
A cette époque, son nourrisson fut pris subite-

ment de convulsions : il échappa aux premières et succomba à une seconde attaque distante d'un mois environ de la première.

Pendant tout le mois que dura la maladie de son nourrisson, madame Bert... fut nécessairement en proie à de grandes inquiétudes, se donna beaucoup de peines et fut privée de sommeil. Ses seins, que son propre enfant refusait, de gonflés qu'ils furent d'abord les premiers jours de la maladie de son nourrisson, s'affaissèrent, se flétrirent même si bien que, quinze jours après la mort de celui-ci, ils ne contenaient plus une goutte de lait. Elle ne jugea donc pas nécessaire de prendre la moindre précaution, les choses lui paraissant rentrer d'elles-mêmes dans leur état naturel.

A ce moment, la mère de son nourrisson, touchée du regret qu'elle éprouvait de l'avoir perdu, et, voulant lui montrer qu'elle était convaincue qu'il n'y avait eu en cela rien de sa faute, l'amena à sa campagne. Là, les distractions, le bon air, lui rendirent assez prompttement sa gaité et son embonpoint habituels ; mais en même temps ses seins se gonflèrent un peu, et laissèrent même suinter du lait en assez grande quantité pour qu'elle fût obligée de s'en garantir en les couvrant de linges doux.

Comme dans le cours de la maladie de son nourrisson, son lait s'était passé de lui-même, elle ne s'inquiéta en rien de son état. En effet, ses seins s'affaissèrent insensiblement, et elle revint à Paris où, sans se croire obligée de prendre la moindre précaution et de venir me consulter, elle reprit la direction de son ménage et de ses occupations habituelles. Pendant le mois qu'elle était restée à la campagne, ses règles avaient un peu paru, et, à pareille époque, un mois après, étant à Paris, elles coulèrent aussi un peu, sans que ses seins fussent tout à fait débarrassés de lait, ce qui n'arriva que deux mois après son retour chez elle.

Mais à cette époque, c'est-à-dire à peu près en même temps que ses seins cessèrent complétement de couler, elle remarqua que sa tête

non-seulement devint sensible au moindre contact du peigne, mais se couvrait çà et là de
croûtes provenant du desséchement de plusieurs petites plaques pustuleuses dont elle se
trouvait parsemée.

Ces petites pustules s'étendirent sur le derrière du cou, gagnèrent le pourtour des oreilles,
pour s'étendre sur la partie postérieure de la
poitrine. Là elles formaient de larges plaques
dartreuses qui se couvraient d'écailles minces
plus blanchâtres que celles qui couvrent les
dartres ordinaires; et leur chute, tantôt naturelle, tantôt occasionnée par le frottement,
laissait à nu une surface d'un rouge clair, pi-
quetée de petits points qui fournissaient la
matière d'où provenaient les écailles.

Le mal ne s'arrêta pas là, car les avant-bras
et les mains furent bientôt envahis. La paume
de la main gauche offrit surtout cela de remarquable, qu'elle se gonfla, se durcit et se fendit
en plusieurs endroits. Cet état, qui s'amendait
en certaines circonstances, surtout à la suite

des bains, mais qui ne disparaissait pas, au contraire, puisqu'il tendait plutôt à s'accroître, cet état, dis-je, durait depuis près de six mois quand la malade vint m'en parler.

Ayant pris une connaissance détaillée de tout ce qui s'était passé depuis que je l'avais accouchée, je n'hésitai pas à reconnaître qu'elle était dans le vrai, en regardant la maladie dont elle se trouvait affectée comme n'étant rien autre chose qu'un *lait répandu*, ou, pour ne pas trop choquer les oreilles médicales, une *métastase laiteuse*. Voici alors ce que je lui conseillai :

Prendre tous les deux jours, pendant un mois, un grand bain, dans lequel elle ferait dissoudre une livre de colle de Flandre, ou gélatine, puis, au bout d'un mois, alterner ces bains avec des bains de Barèges ; en même temps elle devait se mettre à l'usage d'une boisson de fumeterre et de racine de bardane, rendue diurétique, c'est-à-dire propre à pousser aux urines, par l'addition d'un gramme de sel de nitre par litre de tisane, et prendre, comme purgatif, tous les jours qu'elle n'allait pas au bain, d'abord six, puis huit et même dix grains de calomel, après quoi elle devait boire un verre de tisane de gayac pour prévenir la salivation.

Ce traitement n'ayant pas semblé répondre aussi promptement à l'attente de la malade qu'elle l'espérait, je l'engageai à aller consulter M. le docteur C..., qui s'occupe spécialement des maladies de la peau.

Ce praticien partagea mon avis sur la cause directe de l'affection, approuva même de point en point le traitement que j'avais prescrit. Seulement, il engagea la malade à prendre des bains de Barèges moins fréquemment, et de les remplacer de temps à autre par une pommade dont le soufre faisait toujours la base ou la partie active; il lui conseilla aussi de prendre, de temps à autre, quelques cuillerées de sirop d'iodure de potassium, dont l'usage était depuis quelques années à la mode. Trois

mois de traitement ont rendu à madame Bert...
la santé qu'elle avait avant son accouchement.

Enfin, beaucoup de mères ne tardent à
sevrer leurs enfants que parce qu'elles craignent
de les rendre malades par la contrariété que
plusieurs d'entre eux éprouvent d'être privés
de leurs seins. C'est là, passé le temps voulu,
c'est-à-dire au delà d'un an à quinze ou dix-
huit mois au maximum, un acte de condescendance que rien ne justifie. Alors, un moyen
fort simple de détourner les enfants du sein,
c'est de frotter le mamelon avec un peu de
sirop dans lequel on a fait dissoudre quelques
grains d'une substance amère, comme l'extrait
d'absinthe, d'aloës ou de jalap, etc.

CHAPITRE V.

DE LA STÉRILITÉ,

DE SES CAUSES LES PLUS APPRÉCIABLES ET DES MOYENS LES PLUS RATIONNELS DE LA COMBATTRE.

————— ❦ —————

§ I".

DES CAUSES LES PLUS APPRÉCIABLES DE LA STÉRILITÉ.

Jusqu'ici nous avons considéré la femme comme ayant atteint le but auquel la nature la destinait, et dont le mariage lui a ouvert la voie, celui de concourir à la perpétuité de l'espèce en devenant mère. Mais toutes, quoique placées, en apparence, dans les conditions les plus favorables, ne jouissent pas de cet avantage. Elles sont alors *stériles*.

La stérilité, ou l'inaptitude à la reproduc-

tion chez la femme, peut dépendre de deu
ordres de causes : 1° de quelque vice de con
formation, apparent ou caché, des organe
sexuels, qui rend la consommation de l'act
conjugal impossible, ou qui y apporte de
obstacles plus ou moins grands; 2° ou bie
seulement d'une disposition particulière qu
s'oppose à la conception, et rend nul l'acte cor
jugal, quoiqu'il s'exécute comme chez les autre
femmes.

Ces deux états ne doivent pas être confor
dus; le premier, est ce qu'on appelle, à bo
droit, *l'impuissance;* le second, constitue po
sitivement la *stérilité.* L'impuissance chez
femme, comme chez l'homme, consiste donc dar
l'impossibilité d'exercer l'acte; mais une femn
qui est impuissante, peut ne pas être néces
sairement stérile; elle peut devenir féconde
on détruit le vice de conformation des organe
qui donne lieu à l'impuissance, ce qui est sou
vent possible, et quelquefois même obtenu pa
des moyens fort simples.

En effet, ce vice, lors même qu'il est naturel, peut être susceptible de guérison. Aussi, avant d'affirmer qu'une femme est stérile, il faut constater d'abord s'il existe réellement une cause d'impuissance qui ne puisse être guérie.

Prises dans ce sens, les causes de l'impuissance sont apparentes, et on peut en démontrer l'existence. Il n'en est pas de même des causes de la stérilité. A en juger d'après les apparences extérieures, la femme jouit des dispositions propres à permettre et à assurer la conception, et l'on est le plus souvent réduit à des conjectures lorsqu'il s'agit de déterminer les causes qui s'opposent à ce qu'elle ait lieu.

Quoi qu'il en soit, on peut rapporter à deux chefs les causes de la stérilité proprement dite chez la femme. Dans la première classe sont celles qui résultent d'un vice originel de conformation de quelques-uns des organes génitaux intérieurs, ou d'une maladie, ou de leur situation vicieuse, qui, permettant l'acte conjugal, s'opposent néanmoins à la conception

Autrefois, dans la plupart des cas, on ne pouvait en soupçonner l'existence que d'après des apparences le plus souvent trompeuses. Mais aujourd'hui que les moyens d'investigations se sont perfectionnés, et surtout que la découverte du spéculum, permettant de soumettre ces organes à un examen visuel, a rendu facile la constatation de leur état, on apprécie infiniment mieux les choses pour la solution de la question qui nous occupe, et on restreint le nombre des causes que l'on croyait devoir former un obstacle absolu à la conception.

C'est ainsi qu'on regardait autrefois comme des causes de stérilité plusieurs maladies de la matrice, comme le cancer, l'hydropisie, les flueurs blanches, les pertes habituelles; mais une observation plus attentive a démontré que si chacune de ces maladies contrariait la conception, néanmoins la stérilité n'était pas une suite constante et nécessaire de chacune d'elles.

Ne voit-on pas souvent, par exemple, des squirrhes et de véritables cancers, qui forment assurément les plus redoutables de ces maladies, permettre aux femmes de concevoir et d'accoucher à terme, je dirai même d'enfants bien portants?

Les flueurs blanches, les pertes immodérées ne sont pas non plus une cause absolue de stérilité; elles font seulement que les femmes qui en sont atteintes conçoivent plus difficilement; mais on peut, comme nous le verrons bientôt, remédier à l'état d'abreuvement et de débilité, ou bien à l'irritation qui contrarie la génération par des médicaments et par un régime approprié à la nature de la cause qui paraît entretenir la stérilité.

Il n'en est pas de même du second ordre de causes, c'est-à-dire de celles qui ne dépendent ni d'un vice de conformation, ni d'un rapport anormal, ni enfin d'un état maladif des organes intérieurs accessibles au toucher et à la vue; elles sont si nombreuses et si variées qu'on ne peut, dans bien des cas, faire à leur égard que de simples suppositions.

Et d'abord comment, dans des cas, reconnaître si l'infécondité dépend de la femme ou du mari? Combien de femmes qui avaient été stériles pendant un grand nombre d'années, sont devenues fécondes après dix, quinze, vingt et même vingt-cinq ans de mariage? Combien de femmes n'ont pas d'enfants avec un premier époux, et en ont facilement avec un second?

On a encore pu voir des individus inféconds pendant toute la durée de leur union, qui ont cessé de l'être, l'un et l'autre, lorsqu'ils ont été séparés et ont contracté de nouveaux rapports.

Les médecins s'accordent généralement à regarder comme pouvant faire présumer chez une femme l'aptitude à concevoir les trois conditions suivantes: naissance de désirs qui se seraient déclarés à l'époque de la puberté; apparition des règles en temps et en quantité convenables; sensations voluptueuses, mais modérées, lors des approches conjugales.

Cependant on trouve journellement des femmes chez lesquelles ces trois conditions se rencontrent et qui n'ont jamais eu d'enfants, quoique mariées depuis longtemps à des hommes bien constitués et qui avaient donné ailleurs des preuves de leurs facultés génératrices.

D'un autre côté, l'absence totale de ces trois conditions n'est pas non plus un indice certain qu'une femme ne concevra pas, car des femmes sont devenues enceintes sans avoir jamais éprouvé aucun désir, sans avoir été réglées et n'ayant éprouvé que de la douleur dans l'acte conjugal, comme nous l'avons déjà dit à l'occasion du mariage.

En général les femmes qui se marient dans un âge avancé conçoivent toujours plus difficilement, et celles qui exercent avec ardeur les organes de l'intelligence sont le plus communément stériles. Il en est de même de celles qui s'adonnent trop aux jouissances de l'amour; chez elles la conception peut réellement avoir lieu quelquefois, mais le produit en être détruit immédiatement par les pertes sanguines et autres que déterminent à chaque instant du côté de la matrice les excitations continues.

C'est pour cette raison, si on ajoute l'indifférence la plus absolue, que les courtisanes, ou, pour dire le vrai mot, les prostituées, ne conçoivent pas. On peut encore expliquer leur stérilité en disant que chez elles les organes générateurs reçoivent tant d'impressions diverses, qu'ils n'en conservent aucune ; aussi ces femmes conçoivent quelquefois lorsqu'elles ont un favori ou qu'elles cohabitent plus particulièrement avec un seul homme.

On doit encore mettre au nombre des causes de la stérilité quelques dispositions spéciales du tempérament, ou quelque maladie générale, qui exercent sur les organes génitaux, principalement sur la matrice, une influence qui pervertit ses fonctions.

On doit rapporter à cet ordre de causes toutes les maladies qui affaiblissent et détériorent l'ensemble de la constitution. Mais la stérilité qui en dépend n'est que temporaire : elle cesse si l'indisposition dont elle est la suite vient à être guérie. Trop d'embonpoint rend aussi très souvent la femme stérile, parce que chez elle la matrice paraît participer à l'inertie de tout le corps.

Enfin, il existe encore chez la femme une dernière cause de stérilité, que j'appellerai indirecte : c'est celle qui consiste dans l'aversion, le dégoût que quelque infirmité ou quelque maladie, dont elle se trouverait atteinte, inspirerait à son mari. On conçoit aisément, en effet, que dans ce cas, l'homme, n'apportant pas dans l'acte la dose d'énergie nécessaire, quoique l'accomplissant, le rende tout à fait infructueux.

Toute femme intelligente qui lira les deux phrases qui précèdent, en saisira aisément la portée, et en tirera cette conséquence, que le soin donné aux avantages extérieurs, en un mot, que l'ornement du corps, sans toutefois

devenir pour une femme mariée l'occupation
la plus importante de sa vie, ne doit cependant
jamais être négligé, sans qu'elle n'ait à craindre
de voir diminuer l'intimité des liens qui l'unis-
sent à son mari, et, partant, de porter atteinte
au bonheur du ménage. C'est une question sur
laquelle nous reviendrons plus loin.

§ II.

DES MOYENS LES PLUS RATIONNELS DE COMBATTRE
LA STÉRILITÉ.

Lorsqu'une femme, bien conformée en apparence, et jouissant des attributs de son sexe,
ne peut devenir mère, elle doit, procédant par
exclusion, s'assurer si la cause en provient
d'elle ou de son mari. Si ce dernier remplit
l'acte conjugal d'une manière convenable, c'est-
à-dire si chez lui l'organe de conjonction entre
dans la condition voulue pour l'acte, s'il y ap-

porte l'énergie nécessaire , et qu'en somme toute cette énergie ait pour résultat l'émission du fluide fécondant , elle aura tout lieu de croire que c'est en elle que réside la cause de sa stérilité.

Son premier soin doit être alors de se soumettre à l'examen d'une personne de l'art, et de fixer son attention sur ces trois points : Le méat (ou l'ouverture) du col utérin est-il naturellement assez grand pour livrer passage à l'agent fécondant ; cette ouverture se trouve-t-elle dans la direction même du conduit vulvo-utérin, ou bien en a-t-elle dévié par suite d'un déplacement de l'organe dont elle forme la terminaison ; ou bien enfin, une maladie quelconque, comme une perte blanche abondante, un polype ou des granulations développées dans l'intérieur du col utérin , ne s'opposeraient-ils pas au passage de cet agent fécondant ?

Si l'ouverture du col , bien que suffisante pour laisser suinter le flux menstruel, est cependant jugée trop étroite pour admettre le fluide fécendant, ou, pour parler le langage actuel de la science, pour laisser pénétrer les zoospermes jusque dans l'intérieur de la matrice, il ne faut pas désespérer de détruire cette cause de stérilité. Les moyens de dilatation, si habilement et si fructueusement employés aujourd'hui contre les rétrécissement de l'urêtre chez l'homme, peuvent être et ont été plus d'une fois mis à contribution pour cela et avec le plus incontestable succès.

C'est ce que prouve le fait suivant, auquel je pourrais en ajouter plusieurs autres, tout aussi confirmatifs dans l'espèce :

Madame Jacq., d'un tempérament lymphatico-nerveux, réglée à 14 ans, mariée à 20, est accouchée à 21, et tout dans cette couche s'est passé assez régulièrement. N'ayant pas pu nourrir elle-même son enfant, ses règles ont reparu au bout de deux mois, et se sont établies d'une manière assez fixe ; mais elles ont toujours été précédées et suivies d'une perte en blanc. Cet état a duré six ans sans qu'elle soit devenue enceinte, quoiqu'elle le désirât vivement, et qu'elle n'ait pas un instant quitté son mari, homme dans la force de l'âge, qu'elle aimait beaucoup et dont elle était payée du plus tendre retour.

Tourmentée avant tout du désir d'être mère, madame Jacq. consulta plusieurs médecins qui conseillèrent divers moyens dont tous semblaient avoir pour but de combattre la perte en blanc à laquelle elle était sujette, et qui pouvait assez rationnellement être considérée comme une cause de stérilité. Ces moyens n'ayant eu aucun résultat, je fus à mon tour consultée.

Madame Jacq. ayant bien voulu se soumettre à l'application du spéculum, je reconnus que le col utérin était non-seulement gonflé, mais que son ouverture était parsemée de petites granulations qui, en supposant même qu'elles ne fussent pas la cause qui l'empêchait de devenir mère, devaient néanmoins être combattues si on ne voulait par les voir devenir l'ori-

gine ou le point de départ de plus graves accidents.

De légères cautérisations avec la pointe du
crayon de nitrate d'argent furent en conséquence faites à divers intervalles, et les granulations disparurent en même temps que des
injections, d'abord simplement toniques, puis
astringentes, secondées par un regime approprié, firent cesser la perte blanche. Mais tout
cela fut obtenu sans que madame Jacq... arri-
vât au résultat qu'elle désirait si vivement.

Plusieurs autres moyens généraux ayant
encore été tentés sans succès, comme les eaux
minérales, un voyage, je lui conseillai de se
faire de nouveau examiner; dans le cours de
cet examen, je reconnus que le méat se présentait sous l'aspect d'une espèce de pertuis
tellement étroit qu'il pouvait à peine permettre
l'introduction d'une bougie de gomme élastique
du plus petit diamètre; j'en conclus qu'on
agirait sagement en cherchant à l'agrandir.
Pour cela, j'introduisis successivement des bou-

gies plus fortes, et ne pouvant vaincre la résistance autant que je l'aurais désiré, j'en passai une d'une substance plus résistante que le tissu de gomme élastique, de maillechort.

Ce traitement dura deux mois environ, pendant lesquels madame Jacq. ne quitta pas un seul instant ses habitudes, mêmes ses relations conjugales. Enfin, à la troisième époque menstruelle, les règles n'ayant pas reparu, on eut le pressentiment que le résultat tant désiré était obtenu. On ne se trompa point, puisque huit mois et quelques jours après cette époque, madame Jacq... vint de Marseille faire ses couches chez moi. N'ayant pas eu de ses nouvelles depuis quatre ou cinq ans qu'elle est partie, j'ignore si elle est redevenue mère, mais elle et son mari n'ont pas douté que le procédé que j'ai employé n'ait été la cause de l'accomplissement de leurs désirs.

Dans un mémoire que j'ai soumis, en décembre dernier, à l'Académie de médecine sur l'importante question qui m'occupe maintenant, j'ai cité plusieurs autres faits qui déposent aussi directement que celui qui précède en faveur du moyen que je viens de mentionner. Je n'ai fait que l'indiquer, laissant aux gens de l'art le soin de l'exécuter suivant le mode qu'exigeraient les circonstances, et même de le modifier ou de lui adjoindre d'autres moyens dont les habitudes, la santé de la personne, etc., pourraient faire sentir la nécessité.

L'ouverture du col utérin se trouve-t-elle détournée de sa direction normale par une déviation de la matrice, c'est là un cas, selon moi, des plus communs, et qui, malheureusement, n'a pas jusqu'ici suffisamment fixé l'attention des personnes de l'art. Dans ce cas on conçoit que le produit de l'acte conjugal, déposé en avant ou en arrière, ou bien sur les côtés du méat utérin, suivant que le corps de l'utérus se sera incliné en avant, en arrière ou latéralement, n'arrivera pas à sa destination.

L'art doit-il rester impuissant contre un

semblable état de chose? Non, sans doute, c'est mon opinion, et elle repose sur des faits qui lui ont donné la valeur d'un principe au-dessus de toute contestation. N'a-t-on pas en effet le moyen de repousser en arrière le corps et de ramener en avant le col de l'utérus, ayant éprouvé ce qu'on appelle une déviation en avant? eh bien! pourquoi ne pas conseiller à une femme chez laquelle on soupçonnerait que la stérilité peut dépendre de cette cause, d'employer un de ces moyens dans l'acte conjugal!

Ce que je dis de la déviation en avant s'applique aux deux autres cas de déviation, c'est-à-dire à celles qui ont lieu en arrière et latéralement. Des moyens, quelquefois bien simples, peuvent remplir cette indication : une ceinture hypogastrique, garnie d'une pelotte dont la pression pourra faire basculer le corps de la matrice en arrière, ou bien un tampon de charpie, une éponge, convenablement placés, pourront ramener le col en avant, ce que aura le même résultat. Ainsi des autres deviations.

La conception est aussi quelquefois rendue difficile par l'abaissement de la matrice. On conçoit, en effet, que, si l'organe générateur de l'homme vient à chaque instant, dans l'acte, frapper le col de la matrice, il le froissera et le tiendra dans un état constant de douleur et de spasme qui entraînera l'occlusion de son ouverture. Il est possible de vaincre cet obstacle en se livrant à l'acte avec une modération qui établisse des rapports convenables, ou en plaçant entre les époux un corps ne permettant que l'introduction convenable.

Mon attention a été fixée sur les cas de stérilité provenant des déviations de la matrice (obliquités, déplacements, incurvations), par le fait suivant:

Madame Bon..., d'une excellente constitution, quoique d'un tempérament lymphatique, réglée à quatorze ans et mariée à vingt-et-un, devint mère l'année même qui suivit celle de

son mariage. Son accouchement fut assez pe-
nible, et ayant eu l'imprudence de se lever trop
tôt pour une femme d'une constitution molle et
lymphatique, elle ressentit, dès les premiers
jours, un poids incommode dans le bassin, de
fréquentes envies d'uriner, et des tiraillements
dans les aines et dans les reins.

Le médecin qui l'avait assistée dans ses couches, l'ayant examinée deux mois environ
après, reconnut que la matrice avait éprouvé
un tel abaissement, qu'elle n'était qu'à deux
ou trois pouces de l'ouverture extérieure des
voies génitales ; il conseilla le repos, des injections toniques, une nourriture substantielle.

Ces divers moyens, suivis pendant environ
un mois, amenèrent dans la position de madame Bon... un mieux sensible ; aussi reprit-
elle ses habitudes ordinaires, se soumettant
toutefois à un repos de quelques jours aussitôt
qu'elle éprouvait de la pesanteur dans le bassin
et des tiraillements dans les reins.

Six années se passèrent ainsi, sans qu'elle

devint enceinte, quoique bien réglée et se livrant aux jouissances conjugales, mais cela toujours avec une sorte de répugnance, car chaque fois elle éprouvait de la douleur et perdait un peu de sang. Sur ces entrefaites elle fit avec son mari un voyage long et pénible et revint à Paris; ses douleurs devenant de plus en plus insupportables, elle alla consulter son médecin, qui lui conseilla, comme lorsqu'il l'avait déjà soignée, le repos, les injections toniques.

Un peu de mieux suivait toujours ce traitement, mais ce mieux disparaissait aussitôt qu'elle reprenait ses habitudes ordinaires. Ce fut alors qu'elle se décida à se faire examiner par une sage-femme et à se soumettre à l'application d'un pessaire. Ce pessaire la fatigua tellement qu'elle fut plusieurs fois obligée de le faire enlever; mais comme en définitive il la soulageait dans les premiers jours, elle ne l'avait pas plus tôt enlevé qu'elle le faisait replacer.

Cependant elle finit, au bout de trois ou quatre mois, par s'y habituer, si bien que, le portant, les approches conjugales non-seulement étaient possibles, mais encore n'étaient plus douloureuses. Il y avait cinq mois qu'elle le portait que ses règles se supprimèrent et que tous les signes d'une grossesse se déclarèrent ; elle était effectivement enceinte, et la preuve, c'est qu'elle accoucha fort heureusement à son terme.

Je ne donne pas ce fait comme un exemple à suivre dans la généralité des cas de cette nature, mais comme un fait qui prouve que chez les femmes qui ne peuvent devenir mères, il est de la plus haute importance de remettre la matrice dans sa place et sa position naturelles, si elle s'en est écartée.

Dans mon traité spécial des maladies des femmes j'ai avancé et prouvé que les pertes blanches étaient dans bien des cas un motif de stérilité. Depuis cette époque j'ai eu plusieurs fois occasion de reconnaître que j'étais en cela dans le vrai; s'il restait quelques doutes à cet égard le fait suivant serait suffisant pour les détruire.

Madame Bo... aujourd'hui âgée de 32 ans, d'un tempérament nerveux-lymphatique, s'est mariée à 19 ans; devenue enceinte trois mois environ après son mariage, elle est accouchée assez heureusement à son terme d'une fille qu'elle a eu la malheur de perdre à deux ans. Depuis cette époque elle a éprouvé des maux d'estomac et surtout des pertes en blanc qui ont profondément altéré sa santé, sans toutefois que ses règles aient jamais cessé de paraître.

Désireuse d'avoir un enfant, elle s'est successivement adressée à diverses personnes qui prétendent posséder des moyens infaillibles à cet égard : voyages, éloignement momentané de son mari, boissons spéciales et autres conseils, rien n'a pu la mettre à même d'arriver au but si ardemment désiré. Ce fut alors qu'elle vint s'adresser à moi. C'était dans le courant de juin de l'année 1854. Je m'assurai d'abord si les organes étaient bien conformés, ou pour mieux dire si la couche qu'elle avait eue huit ou neuf ans avant n'avait pas eu des suites capables de s'opposer à ce qu'elle redevint mère ; son mari, homme de quarante ans, offrant d'ailleurs tous les caractères extérieurs propres à faire supposer que le tort n'était pas de son côté.

Je soupçonnai alors que la cause qui pouvait l'empêcher de devenir mère pouvait être l'état de détérioration dont son extérieur ne portait que trop le cachet irrécusable. Partant de cette idée, fort rationnelle, je l'engageai à choisir pour habitation un lieu sec et élevé, à prendre pour nourriture des aliments éminemment réparateurs, à faire usage de bains salés et à se procurer toutes les distractions compatibles avec ses gouts et sa fortune.

Trois mois de ce régime modifièrent bien sa constitution ; ses règles parurent aux époques fixes, le sang en était plus riche, mais les pertes blanches avaient continué comme si rien n'avait changé dans la santé de madame Bo..., et rien ne faisait prévoir que ce qu'elle désirait si ardemment, ainsi que son mari, serait obtenu. Je résolus alors d'attaquer les pertes blanches dans leur siége local. Pour cela j'engageai madame Bo..., à venir régulièrement tous les jours chez moi afin que je pusse rigoureusement compter sur l'effet du traitement spécial auquel je la soumis.

Elle accepta cette proposition, ne voulant rien avoir à se reprocher. Je lui fis moi-même pendant quinze jours deux injections, dont une au moyen du spéculum afin d'être bien assurée que toutes les parties relachées seraient atteintes par l'injection. Au bout de ce temps les pertes commencèrent à diminuer et avant la fin du mois elles avaient complétement cessé. Mais qu'arriva-t-il, c'est qu'en même temps que les pertes blanches cessèrent les règles disparurent aussi.

Madame Bo... n'osa croire qu'elle était enceinte, mais il fallut bien se rendre à l'évidence, car tous les signes caractéristiques se présenfèrent dans l'ordre voulu. Au quatrième mois elle se décida à quitter Paris pour se rendre dans la famille de son mari, que sa position combla de joie. Elle y est accouchée à terme et j'ai reçu depuis plusieurs fois de ses nouvelles par son mari lui-même qui vient fréquemment à Paris, et y vient rarement sans me rendre visite.

Si, des cas appréciables, ou du moins susceptibles d'être examinés, nous passons aux cas de stérilité qui ne peuvent être rattachés à aucune cause apparente, nous sommes obligés, guidés en cela par l'expérience, de reconnaître que tous les moyens qu'on peut leur opposer avec quelque espoir de succès, doivent n'avoir d'autre but que de changer la constitution dominante.

Ainsi, une femme est-elle douée d'une susceptibilité nerveuse qui porte les désirs jusqu'à l'exaltation, et leur satisfaction jusqu'à des mouvements convulsifs, il faut détruire cet état par les dérivatifs les plus énergiques, comme la marche à pied poussée jusqu'à la fatigue, des occupations à des travaux domestiques qui ne laissent pas la pensée trop libre, secondées par un régime doux, les grands bains, et surtout par l'éloignement des causes qui occasionnaient ou entretenaient l'état nerveux auquel on croirait pouvoir attribuer la stérilité, causes qui se rencontrent souvent dans la fréquentation des bals, des spectacles, dans la lecture de livres érotiques, etc.

Une femme est-elle au contraire d'une constitution tout-à-fait opposée, c'est-à-dire d'une indifférence et d'une froideur absolues, comme sont la plupart des femmes chez lesquelles domine à l'excès le tempérament lymphatique, l'usage d'une nourriture excitante, l'emploi des eaux minérales sulfureuses ou ferrugineuses, la fréquentation du monde, des spectacles gais, pourront, joints à un exercice modéré, ranimer les systèmes circulatoire et nerveux et les mettre dans un état d'excitabilité générale dont les effets, en se répartissant, iront bientôt se faire sentir sur les organes dont l'apathie semblait être la cause de la stérilité.

C'est chez les femmes de cette constitution, qu'on peut tenter, mais avec toute la prudence et la modération convenables, l'emploi des préparations que l'expérience a démontré avoir une action plus ou moins directe sur les organes générateurs de la femme, comme le safran, l'armoise, la rue, la sabine. Celles qui ont pour base le phosphore et les cantharides doivent être rejetées, car elles ne donnent pas des résultats assez certains pour compenser des dangers qu'elles peuvent occasionner.

J'ai vu tant d'accidents être la suite de l'usage de ces prétendus spécifiques, que je ne saurais trop engager les femmes qui croiraient pouvoir y recourir à ne donner leur confiance qu'à des personnes expérimentées en pareille matière, et à éviter les piéges que l'ignorance et le charlatanisme peuvent tendre à leur espoir et à leur crédulité.

Voici un fait qui, en ne prouvant que trop

la réalité des dangers que je signale ici, montre en même temps à quel oubli des règles de la logique et de la raison le désir d'être mères peut porter quelques femmes, et avec quelle outrecuidante avidité certaines gens exploitent ce désir :

Une dame d'une trentaine d'années, madame Bris..., née aux États-Unis, d'un tempérament nervoso-sanguin, d'ailleurs belle de figure et bien conformée, vint me consulter dans le cours de 1848, et me raconta qu'élevée en France, elle avait été formée de très-bonne heure, et s'était mariée à dix-neuf ans avec un homme de son choix, dont elle était tendrement aimée, et qui jouissait des qualités qui constituent en tous points le bon mari.

La première année de leur mariage s'étant passée sans que rien lui annonçât qu'elle dût devenir mère, elle s'en inquiéta et consulta un médecin anglais qui lui avait donné des soins dans la pension dans laquelle elle avait été élevée. Ce médecin, en homme prudent, s'enquit de tout ce qu'il est utile de savoir en pareille matière, et ne trouvant rien qui pût rationnellement expliquer pourquoi madame Bris... ne devenait pas enceinte, lui conseilla d'aller passer la belle saison aux eaux de Forges, et l'hiver dans son pays natal, où l'appelaient d'ailleurs des affaires de famille.

Ce conseil fut suivi de point en point sans aucun résultat. L'année suivante, c'était en 1845, les époux revinrent à Paris, et consultèrent un prétendu pharmacien ou herboriste qui, s'imaginant que l'aptitude à la génération, chez la femme, était toujours en raison directe de l'abondance du flux menstruel, ne jugea rien de mieux à faire que d'agir sur les organes chargés de cette fonction périodique. De là les pilules au carbonate de fer, les infusions de safran, de sabine, l'équitation, etc., etc., remèdes dont l'emploi dégénéra bientôt en abus, et n'eut d'autre résultat que d'occasionner une gastro-entérite à laquelle madame Bris... n'échappa qu'avec peine.

Remise des suites de ces tentatives irration-
nelles, cette dame ne perdit pas courage et recommença à redemander des avis. Cette fois,
on l'adressa à une somnambule. Celle-ci s'étant
fait remettre une mèche des cheveux du mari,
déclara en style prophétique, et avec l'assurance que donne une profonde conviction, que
lui seul était cause de ce qui arrivait, et que
c'était de son côté seulement que devaient être
dirigés les moyens propres à y remédier.

Il fut en vain objecté que M. Bris... jouissait
de tous les attributs de sa qualité d'homme ;
l'arrêt était rendu sans appel, on n'avait qu'à
s'y conformer. C'est ce que fit madame Bris...,
qui, sans consulter son mari, le soumit à son
insu à une médication *aphrodisiaque* des plus
énergiques.

Cette médication eut pour résultat une inflammation violente de la vessie, et divers accidents qu'il est inutile de rapporter ici, mais qui
tinrent M. Bris... plus de deux mois au lit, et
eussent infailliblement occasionné sa mort si sa

femme n'eût pas tout avoué et mis par là les médecins sur la véritable voie du traitement qui convenait en pareille circonstance.

Ayant soumis madame Bris... à un examen minutieux, je crus reconnaître que son infécondité pouvait bien provenir chez elle d'une incurvation du col utérin, et lui conseillai plusieurs moyens propres à en combattre les effets. Mais les événements politiques la forcèrent à quitter brusquement Paris et nous empêchèrent de donner suite à nos premières tentatives. Je n'ai pas eu occasion de la revoir.

Dans tous les cas, il serait toujours raisonnable d'engager les époux privés d'enfants et désireux d'en avoir, à suspendre par intervalles leurs approches amoureuses, afin que si les plaisirs sont trop vifs, ils ne déterminent pas vers les organes générateurs une irritation permanente, incompatible avec l'acte de la fécondation ; ou bien, afin que les désirs deviennent plus marqués par la rareté de leur satisfaction, s'ils sont nuls ou très-modérés.

Quand on réfléchit bien aux résultats quelquefois si favorables des voyages ou de l'absence de l'un des deux époux, on voit de suite qu'ils n'ont pas d'autre manière d'agir.

Je connais et je vois journellement ici une dame, femme d'un négociant fort riche, qui est d'ailleurs parfaitement conformée, et douée de tous les attributs qui peuvent exclure l'idée de la stérilité, qui a passé les dix premières années de son mariage sans avoir d'enfants, qu'elle désirait pourtant bien vivement, et qui est accouchée moins de dix mois après l'arrivée de son mari, que ses affaires avaient tenu éloigné d'elle presque deux années entières. Mais ces exemples sont trop communs pour que les faits qu'ils servent à établir puissent un seul instant être contestés.

La femme qui se marie dans un âge avancé devient plus difficilement mère. Cela se conçoit sans peine : par l'âge et par le défaut d'exercice, la matrice paraît avoir perdu l'action propre à favoriser ses diverses fonctions.

Chez ces femmes, de même que chez les femmes flegmatiques, pour rendre la conception plus facile, on doit conseiller les approches conjugales immédiatement après la menstruation.

Le moment de l'éruption des règles étant, en effet, celui où les organes chargés de fournir l'œuf humain et de le recevoir, jouissent de plus de vie et d'action, il est évident qu'il doit être préféré pour remédier à une stérilité qui paraît trouver sa source dans leur défaut d'énergie ou leur engourdissement. On pense aussi que l'orifice de la matrice, étant plus entr'ouvert à cette époque, doit admettre plus aisément la matière fécondante. Ce que l'expérience avait démontré à cet égard, les nouvelles explications données sur le phénomène de la menstruation sont venues le confirmer.

Quant aux femmes qui, par leur tempérament, et les dispositions de leur corps, se rapprochent plus de la constitution de l'homme que de celle de leur propre sexe, elles sont presque toujours stériles.

Ces femmes, qui se reconnaissent à leurs formes sèches, leur voix accentuée, leur peau brune et souvent velue, et peu soucieuses, en général, du rôle que remplit la femme dans les relations si intimes et si douces du mariage, chercheraient souvent en vain, dans les ressources que nous avons énumérées, les moyens de devenir mères. La nature, en tout si prévoyante, leur a peut-être refusé ce privilége dans la crainte qu'elles ne pussent pas en remplir toutes les charges.

CHAPITRE VI.

INSTRUCTION

SUR LES SOINS GÉNÉRAUX ET PARTICULIERS QUE
DEMANDE LA TOILETTE DES FEMMES.

———————❦———————

§ Ier.

DES MOYENS DE CONSERVER LA BEAUTÉ ET LA FRAICHEUR
NATURELLE DES DIVERSES PARTIES DU CORPS.

La beauté, ne fût-elle que l'expression extérieure de la santé, qu'elle justifierait déjà les
soins si empressés et si soutenus que les femmes mettent à la conserver. Mais tant de femmes doivent le bonheur tout entier de leur vie
à l'ascendant que la beanté exerce en tout lieu.

qu'elles sont bien excusables de la retenir, quand elles en sont dotées, de chercher à la conquérir, quand elles sont dans des conditions qui en autorisent la possibilité, et, en dernier ressort, de songer à s'en procurer au moins les apparences, quand tout espoir de la réalité est perdu.

Voyons donc quels sont les moyens propres à faire ressortir les qualités extérieures, et dans quelles mesures on doit user de ces moyens qui constituent à vrai dire ce qu'on nomme communément la toilette ou soins habituels et journaliers de propreté. Ces moyens sont connus, mais il est si peu de femmes qui se soient donné la peine ou aient eu occasion de les étudier dans leur détail, que beaucoup d'entre elles trouveront utiles que je leur communique ce qu'elles devraient toutes savoir à ce sujet.

1° DES BAINS. — Tout le monde sait que le bain est le meilleur moyen de tenir la peau et toutes les parties extérieures du corps dans un parfait état de propreté; et la propreté étant

regardée, avec raison, comme une des conditions essentielles de la santé, les bains ont de
tout temps, et en tous lieux, été mis au rang
des moyens hygiéniques les plus importants.

Du bain général ou *grand bain*. — Quand on
réfléchit à l'usage que les peuples anciens faisaient des bains, et que les orientaux en font
encore aujourd'hui, comparativement à ce qui
se passe à cet égard dans les sociétés modernes
et dans nos climats, on pourrait croire que,
malgré l'état avancé de notre civilisation qui
nous porte, souvent malgré nous, à l'ornement de notre personne, nous n'attachons pas
la même importance à la propreté du corps.

Ce serait une erreur, car, si les peuples anciens, de même que les orientaux aujourd'hui,
faisaient un plus grand usage des bains que
nous, c'est que chez eux, la peau n'étant pas,
comme chez nous, en contact continuel avec
du linge, tel que la chemise, qu'on renouvelle
souvent, et le corps n'étant habituellement
couvert que de draperies flottantes, qui lais-

saient un accès facile à la poussière, il était bien plus difficile de se maintenir aussi constamment et aussi généralement propre. C'est pour cela que leurs législateurs ont souvent fait de l'usage des bains le sujet d'une pratique religieuse.

Quoi qu'il en soit, les bains qui sont en général plus nécessaires à notre sexe pour des raisons que nous comprenons aisément, et dont une des plus fortes est la perte mensuelle à laquelle nous sommes assujetties pendant la durée de la plus belle partie de notre existence, les bains, dis-je, se prennent froids ou chauds.

Par bains froids, on entend ceux qui sont à la température de l'atmosphère; et par chauds, on veut dire ceux qui se prennent à un ou deux degrés au-dessus de la température ordinaire du corps, c'est-à-dire, de 34 à 36 degrés (centigrades).

Les bains froids conviennent rarement aux femmes, et sont le plus souvent employés comme moyens propres à combattre certains états nerveux. En dehors de cette circonstance, j'ai vu très-peu de femmes s'en trouver bien, surtout de celles qui, vivant dans l'aisance, conservent toute leur vie une impressionnabilité que détruisent nécessairement les travaux, quelquefois si pénibles, auxquels sont assujetties les femmes des classes ouvrières.

Dans tous les cas, celles qui croiraient utile de prendre des bains froids, devront ne les prendre qu'à l'eau courante, lorsque la température de la rivière est très-élevée, rester une demi-heure, au plus, dans l'eau, ne se baigner qu'au milieu de la journée, ne jamais en faire usage dans le temps de la durée des règles, se couvrir immédiatement, et prendre un peu d'exercice en en sortant.

Quant au bain chaud, qu'on nomme avec plus de raison bain tiède ou tempéré, il convient à toutes les femmes, et il en est peu qui, dans les positions moyennes de la vie sociale, ne dussent en prendre au moins un par mois; car, il est non-seulement le moyen par excel-

lence de propreté, mais encore le plus propre
à produire la détente et le relâchement des tissus, et à ramener le calme dans l'organisme.
Il est surtout utile aux femmes d'un tempérament sec et nerveux, à fibre sèche, à peau
brune, à celles qui sont enceintes, à celles qui
allaitent.

Les femmes d'un tempérament sec et nerveux trouveront, dans bien des cas, un grand
avantage, pour rendre l'effet du bain encore
plus adoucissant pour la peau, d'y ajouter un
peu de son ou de gélatine, ou bien une potée
de décoction, soit de racine de guimauve, soit
de graine de lin.

Celles, au contraire, à constitution molle et
lymphatique, feront bien de le rendre un peu
stimulant par l'addition d'une livre environ de
sel marin ou de sous-carbonate de soude. Ce
mélange attirera légèrement le sang à la peau,
et contribuera par la répétition de son emploi,
à lui donner une teinte rosée peu habituelle
aux femmes lymphatiques. C'est pour elles

aussi qu'il n'y a aucun inconvénient à aroma-
tiser le bain avec une teinture alcoolique de
benjoin, d'essence de Portugal, etc., ou tout
simplement avec une ou deux cuillerées d'eau
de Cologne.

Les bains chauds peuvent être pris dans le
moment des règles, quand leur emploi est indiqué pour des raisons de santé; mais, en dehors de ces cas, il est toujours prudent de s'en
abstenir dans ce moment, parce qu'on court
toujours la chance de se refroidir en sortant du
bain, et que ce refroidissement peut arrêter
subitement cette éruption mensuelle dont le
cours ne peut jamais être troublé sans danger.

Les précautions relatives au bain chaud, et
que doivent surtout prendre les femmes, consistent : 1° à s'assurer de la propreté des bai-
gnoires et, par précaution, à se munir de ce
qu'on appelle un fond de bain ou d'un pei-
gnoir; 2° à veiller à ce que le cou et les
épaules ne restent pas exposés à l'air pendant
le bain, après avoir été préalablement plongés

dans l'eau ; 3° à s'essuyer de suite en sortant du bain avec des linges bien secs et chauffés, et à se garantir du froid, car la peau, débarrassée des débris de l'épiderme et de l'enduit qu'y avait laissés la sueur, reste quelque temps plus impressionnable qu'elle ne l'était avant le bain.

Des Bains partiels. — De ces espèces de bains que leur désignation montre n'être applicables qu'à une partie du corps, ceux qui sont destinés aux pieds sont assurément les plus usités. La raison en est que les pieds étant la partie la plus soustraite à l'air, se couvrent aisément du produit de l'exhalation que fait naître, tout autre part, le mouvement, et, qu'habituellement renfermés dans des chaussures étroites, ils offrent généralement, sur les divers points où portent les plus fortes compressions, des duretés épidermiques que l'eau ramollit aisément et rend d'un enlèvement plus facile.

Ces sortes de bains, appelés *pédiluves*, ni

doivent jamais être pris froids par les femmes, parce qu'à cet état, ils font refouler le sang des extrémités inférieures et des organes occupant le bassin vers la poitrine et la tête où ils occasionnent toujours des congestionnements dangereux. Aussi, que d'accidents ne causent-ils pas, pris par des femmes ayant leurs règles ou devenues récemment enceintes !

Chauds, au contraire, ils sont un bon, je dirai plus, un excellent moyen de rappeler les règles quand elles sont tout à coup supprimées, de les faire couler, quand leur éruption est difficile.

Après les bains de pieds, les bains de siége sont certainement les bains partiels les plus usités chez les femmes. Ils ne se prennent que rarement et ne devraient, à mon avis, jamais se prendre froids, parce qu'ils ont alors, au suprême degré, tous les inconvénients, je dirai même les dangers des bains de pieds froids, à moins toutefois qu'ils ne soient employés pour arrêter une hémorragie des organes sexuels.

Les bains de siége tièdes conviennent très bien et sont très souvent employés au contraire pour calmer l'éréthisme de ces mêmes organes, ou pour faciliter l'écoulement du sang provenant d'une application de sangsues qu'on y aurait faite.

Plus chauds, c'est-à-dire dépassant de cinq, six ou huit degrés la température moyenne du corps, qui est de 34 à 35 degrés centigrades, ils attirent le sang, et par suite congestionnent ces mêmes organes ; aussi les emploie-t-on alors pour rappeler les règles supprimées ou les faire venir quand elles sont en retard. La conséquence naturelle de ce fait, c'est que, pris très chauds, ils sont plus souvent nuisibles qu'utiles aux personnes affectées d'engorgements ou d'inflammation aiguë de la matrice, qu'ils tendent bien plutôt à congestionner qu'à débarrasser du sang dont elle surabonde dans cette circonstance.

Cette assertion, je le sais, pourrait bien ne pas s'accorder parfaitement avec l'opinion généralement reçue qui porte la plupart des praticiens à conseiller les bains de siége chauds pour toutes les maladies de la matrice ; mais elle est pour moi le résultat d'une observation attentive des faits. Aussi croirais-je manquer à ma conscience si je tenais un autre langage.

2° DES ABLUTIONS OU LOTIONS. — Les parties du corps qui sont exposées à l'air ou en contact avec les matières destinées à être rejetées au dehors étant plus exposées à se salir et à perdre leur éclat naturel, ont besoin d'être soumises à des soins, sinon incessants, au moins journaliers de propreté. Ce sont ces soins qui constituent ce qu'on nomme généralement la toilette, et qui consistent en lotions faites, soit avec de l'eau pure, soit avec de l'eau légèrement aromatisée, ou rendue plus active par son mélange avec quelques substances savonneuses.

Ces lotions se font sur les mains et même sur les avant-bras, sur la figure, le col et la partie supérieure de la poitrine : puis à l'entrée des ouvertures naturelles telles que la bouche, les parties génitales, l'anus; enfin, sur les lieux recouverts de cheveux ou de poils, comme la tête, les aisselles. Voyons les soins particuliers que demande chacune de ses parties.

Soins applicables aux mains. — Les mains doivent toujours, excepté quelquefois dans les grandes chaleurs de l'été, être lavées à l'eau tiède ; trop froide ou trop chaude, elle appelle le sang à la peau, la durcit en desséchant son épiderme. Il est rare que l'on n'ajoute pas à l'eau employée pour le lavage des mains et des avant-bras quelques substances capables d'augmenter son action dissolvante.

La meilleure de ces substances est incontestablement la pâte d'amandes, qui est moins active que le savon, à moins que celui-ci ne soit très-fin, et ne contienne que la quantité d'alcali nécessaire pour saponifier le corps gras qui en fait la base, et qui lui-même doit être d'un bon choix. Le savon préparé à la guimauve, aromatisé, est aujourd'hui, avec raison, employé par beaucoup de personnes. Pour la figure, au contraire, l'eau doit toujours être naturelle, ou bien tout au plus aromatisée avec quelques gouttes d'eau de Cologne d'un bon choix. Elle doit être employée au moyen d'une serviette de fil ou de coton très fine, ou d'une éponge qu'on doit avoir le soin de tenir très propre en la passant à l'eau immédiatement après que l'on s'en est servi.

Un soin important qu'on doit avoir après s'être lavé la figure et la partie supérieure de la poitrine, c'est de les essuyer de suite avec un linge doux et bien sec; autrement l'humidité, en se desséchant d'elle-même, crispe la peau, et la rend rugueuse. Il est aussi prudent de ne s'exposer de suite ni à une forte chaleur, ni même au grand air, parce que la peau, ayant acquis alors une grande impressionnabilité, doit naturellement être plus accessible aux agents capables de ternir son poli et son éclat.

Après les soins donnés aux mains et à la

ligure, viennent, surtout suivant leur importance, ceux qui concernent la chevelure et la
bouche.

Soins applicables aux cheveux. — Les cheveux étant exposés à recevoir la poussière et
les corps étrangers qui voltigent dans l'air, et
la peau de la tête, autrement dit le cuir chevelu, sécrétant sans cesse de petites écailles
furfuracées, il semble, au premier abord, qu'il
faille souvent les laver. Il n'en est cependant
pas ainsi. L'eau appliquée sur la tête, même
tiède, et avec tout le soin possible, est rarement sans inconvénient, parce que, comme il
est difficile de l'essuyer de suite, le peu d'humidité qui y séjourne peut la refroidir et occasionner divers accidents.

Tout ce qu'on peut faire, c'est de laver de
temps en temps la chevelure avec une éponge
légèrement imbibée d'eau tiède, et de l'essuyer
de suite. Mais il faut tous les jours la passer
au peigne fin, qui entraine toutes les matières
étrangères dont elle peut être imprégnée; puis,

sans en abuser, la rendre onctueuse au moyen
d'huiles ou de pommades prudemment aromatisées, qui assouplissent et nourrissent, comme
on le dit communément, le tube capillaire. Les
huiles sont généralement préférables aux pommades, parce qu'elles se divisent mieux, pénè-
trent davantage et donnent plus d'éclat à la
chevelure.

Terminons ce qui a rapport à ce sujet, en
faisant remarquer que les peignes métalliques
sont très-nuisibles aux cheveux, de même que
ceux de corne ou d'écaille, dont les dents seraient cassées ou éraillées, comme cela se rencontre si fréquemment. Les cordons appliqués
trop près de la tête pour tenir les cheveux tendus, nuisent aussi, parce qu'ils tiraillent et irritent le cuir chevelu, ensuite parce qu'ils gênent la circulation du fluide qui parcourt incontestablement le chevelu lui-même.

Soins applicables à la bouche. — Nous au-
rions de très-belles choses à dire si nous voulions
répéter ici tout ce que Messieurs les dentistes

déploient d'éloquence pour faire ressortir ce qu'ajoutent d'attrait à la figure une bouche de *rose* et une denture d'*ivoire*. Mais, sans sortir du vrai, et sans commettre d'exagération, nous sommes forcés de reconnaître qu'une bouche fraîche et des dents blanches relèvent toujours l'éclat de la plus jolie figure, et font souvent oublier la plus ingrate. On ne saurait donc leur accorder trop de soins. Voici en quelques mots le résumé de ces soins :

La bouche doit être lavée chaque matin, dans l'été avec de l'eau fraîche, dans l'hiver avec de l'eau tiède, et, dans l'un ou l'autre cas, pure ou aromatisée avec quelques gouttes d'eau de Cologne, d'esprit de citron, d'alcoolat de cochléaria, de teinture de gayac, de quinquina ou de pyrèthre.

Il doit en être de même à la suite de chaque repas, après toutefois qu'on a débarrassé les dents des particules alimentaires au moyen d'un cure-dent de bois, de baleine ou de plume, jamais de métal.

Tous les matins, quand on s'est rincé la bouche, on doit frotter les dents et les gencives soit avec une brosse fine et douce, soit avec une petite éponge montée sur une tige de bois, d'os ou d'ivoire, préalablement mouillée d'une teinture aromatique, résineuse ou tonique, comme la teinture de benjoin, de gayac étendue d'eau. On peut aussi se servir de poudres, d'opiats et d'elixirs dentifrices : seulement, il faut éviter les substances qui ne blanchissent les dents qu'en les altérant.

Or, la plupart des *poudres*, celles surtout qui blanchissent promptement, sont composées de pierre-ponce ou d'os de sèche pulvérisés.

Elles sont dangereuses, parce qu'elles finissent par érailler l'émail et l'altérer. Les seules dont on doive faire usage sont celles qui sont faites avec des substances d'une dureté inférieure à l'émail, comme l'albâtre réduit en poudre, ou bien les sels neutres, comme la magnésie calcinée qui se dissout aisément et n'éraille pas comme les poudres dures et insolubles.

La plupart des traités d'hygiène recommandent de n'user pour poudre dentifrice que de celle qui provient d'un mélange à parties égales de quinquina rouge et de charbon de bois exactement porphyrisés. Cette poudre peut être excellente, mais je crois devoir faire remarquer aux personnes jalouses de la blancheur de leurs dents que le quinquina jaunit à la longue les dents par le tanin qu'il contient, et que le charbon, en s'insinuant par parcelles sous les gencives, leur communique une teinte grisâtre qui n'a certes rien d'agréable.

Les *opiats* ne sont autre chose que des poudres incorporées à du miel et diversement teintes et aromatisées. On fait un excellent opiat en réduisant en poudre très-fine de la magnésie anglaise, qu'on incorpore dans du beurre de cacao et qu'on colore en rouge avec un peu d'orcanette. C'est une espèce de savon, d'une saveur d'ailleurs très-agréable, qui ne peut altérer en aucune manière les dents.

Les *élixirs* sont des essences spiritueuses,

ou, pour mieux dire, des teintures alcooliques de substances résineuses et odorantes, diversement colorées. Pour être sûr de celle qu'on voudrait employer, il faut la composer ainsi : eau-de-vie de gayac, six onces ou 190 grammes ; eau vulnéraire, spiritueuse, même quantité ; huile essentielle de menthe de quatre à six gouttes, carmin, orcanette ou cochenille, quantité suffisante pour donner une teinte rosée.

Un moyen certain de reconnaître si une eau dentifrice contient un acide capable d'altérer l'émail des dents, c'est de plonger dans le flacon qui la recèle un morceau de papier bleu-tournesol. Si elle en contient, ce papier deviendra immédiatement rouge, et on doit alors la rejeter.

De la toilette proprement dite. — Si maintenant, de ces soins, nous passons à ceux qui constituent la toilette particulière aux femmes, et qu'on appelle par cela même toilette secrète, nous sommes obligés de nous en tenir aux conseils suivantes : engager les mères à faire sentir de bonne heure à leurs filles la nécessité de ces soins, en leur indiquant les précautions que leur position de demoiselles leur impose ; se servir de la main ou d'une éponge fine exclusivement consacrée à cet usage ; ne pas faire usage d'un vase ou d'une cuvette placés sur le sol, parce qu'il faut alors trop se baisser, ce qui dispose aux descentes de matrice, ou aggrave celles qui pourraient exister. Le petit meuble appelé *bidet* est infiniment plus commode et moins dangereux, parce que le vase est moins sujet à se casser.

Quant au liquide qu'on doit employer à cet effet, il doit varier suivant les circonstances et suivant les personnes. Hors le temps des règles, et chez les femmes qui n'ont point fait d'enfants ou qui, étant mères, ont les organes dans un excellent état de santé, l'eau froide aromatisée avec quelques gouttes d'eau de Cologne, peut suffire ; mais pour celles qui ont ces organes un peu fatigués, l'eau doit être rendue un peu plus active, au moyen de l'addition d'une certaine quantité de quelque substance capable de leur donner du ton et de rétablir le ressort qu'ils ont perdu.

C'est principalement pour ces cas que je fais préparer une eau de diverses choses que l'expérience a démontrées propres à remédier au relâchement dont ces organes sont si souvent frappés.

Cette eau, que je ne donne pas comme un remède secret, puisqu'elle est composée de substances connues et formulées dans le *Codex* publié par les soins de l'Administration, convient, suivant les proportions dans lesquelles on l'emploie, soit à la toilette journalière, soit aux cas de pertes blanches qui ne sont occasionnées par aucune maladie organique, contre laquelle elle ne serait alors qu'un moyen de traitement accessoire. Pour la toilette journalière, dont il doit être seulement question ici, j'en fais mettre une seule cuillerée à café dans un litre d'eau, et toutes les personnes qui deplus longtemps en font usage s'en trouvent très-bien (1).

5° DES INJECTIONS. — Les injections ont pour objet, soit de délayer et d'entraîner au dehors les matières plus ou moins épaisses, sécrétées ou déposées, qui se trouvent retenues sur les parties malades, soit d'agir par les propriétés médicamenteuses des liquides qui les constituent, sur les tissus avec lesquels on les met en contact.

De tous les moyens employés contre les maladies des organes sexuels intérieurs, les injections sont sans contredit celui dont on fait aujourd'hui le plus fréquent usage; cela aurait dû être de tout temps, car si la première chose qui a frappé dans l'étude de ces maladies a été la perte ou l'écoulement de nature si diverse dont elles sont généralement accompagnées, la

(1) Aussi, cédant aux conseils de plusieurs honorables praticiens de la capitale, me suis-je décidée à répandre l'usage de cette eau, qui porte mon nom, en dehors de ma Maison d'accouchements. Pour cela, j'en ai fait des dépôts chez plusieurs pharmaciens de nos principales villes

première chose aussi qui devait se présenter à faire était on aurait dû être de soumettre ces organes à de fréquentes lotions.

Comme ces injections ne sont plus seulement aujourd'hui employées comme moyen médical, mais qu'elles le sont encore comme simple moyen hygiénique, je crois utile d'initier les femmes à leur administration ; car, dans le cas de maladie, de même que dans les cas de santé, beaucoup d'entre elles en perdent les avantages, faute de savoir les employer convenablement.

Manière de prendre les injections. — Les injections se prennent ou se donnent au moyen de plusieurs instruments. Le plus ancien qui est, certes, loin d'être le moins commode, est la seringue d'étain (1) garnie de sa canule courbe

----

(1) On fait depuis quelque temps assez fréquemment usage de seringues en verre. Leur poli les rend d'une introduction facile ; mais leur extrême fragilité devrait, à mon avis, les faire rejeter, car elles peuvent, en se brisant, occasionner les plus graves accidents.

ou droite, suivant que l'on veut prendre soi-même ou se faire donner l'injection.

Depuis peu on lui a substitué le clysoir, espèce de tuyau flexible terminé à une de ses extrémités par un réceptacle en toile imperméable dans lequel on verse le liquide qui, retombant par son propre poids, tend à remonter par l'extrémité opposée.

Comme le liquide envoyé par le clysoir n'a pas une grande force ascensionnelle, on a eu aussi l'idée de faire communiquer le tuyau destiné à transmettre le liquide avec un réservoir contenant ce liquide et placé à une certaine hauteur, hauteur dont le degré règle nécessairement la force du jet qu'on veut obtenir.

Pour se dispenser de placer le réservoir à une grande hauteur, on peut disposer le tuyau de manière qu'il agisse en véritable syphon. Pour cela on le garnit à celle de ses extrémités qui doit plonger dans le réservoir d'une espèce de petit entonnoir au moyen duquel on fait le vide en le remplissant d'un peu d'eau; puis on le plonge dans ce réservoir : le liquide prend alors son cours; on le règle au moyen d'un robinet placé à l'extrémité libre du tube.

Quoi qu'en disent les fabricants, cet instrument ne donne pas au liquide une force ascensionnelle suffisante pour vaincre la plus légère résistance; aussi le jet pénètre si peu profondément qu'il ne peut, en aucune façon, arriver jusque vers l'organe sur lequel il est si souvent utile d'agir. Si même le vide, dans l'entonnoir, n'est pas complétement fait, le liquide ne coule pas ou coule lentement. Aussi je vois peu de femmes en faire usage.

On a encore construit à cet effet divers appareils assez portatifs, et par cela même très-commodes. Ce sont des réservoirs desquels partent, comme dans le cas précédent, des tuyaux flexibles, mais qui sont garnis d'une pompe foulante mue, soit par la main (clyso-pompe), soit par un ressort à boudin qui presse sur le liquide et le force de s'écouler d'autant plus rapidement que la pression qu'il éprouve est plus forte.

De tous, ce dernier, qu'on nomme irrigateur Éguisier, du nom de son inventeur, est assurément le meilleur, parce que le liquide est poussé par une force régulière, continue, et, dans la plupart des cas, capable de le faire pénétrer assez avant. Aussi est-il d'un emploi très-commun.

Quel que soit celui de ces instruments auquel on donne la préférence, la canule en doit être en gomme élastique, plus douce et plus flexible que les substances métalliques, se prêtant, par conséquent, infiniment mieux aux divers mouvements qu'on est obligé de lui imprimer pour administrer convenablement l'injection. Mais à quelle profondeur faut-il faire pénétrer cette canule? Cette question, qui peut paraître oiseuse au premier abord, est cependant d'une grande importance.

En effet, on croit généralement, et cela non-seulement parmi les personnes étrangères à la science, mais encore parmi les médecins, que le canal qui va des parties génitales externes à la matrice, forme un conduit ouvert dans toute sa longueur, et on en conclut qu'un liquide injecté à son entrée le parcourt par son propre poids, si la femme est couchée, ou par une légère impulsion, si elle est debout.

C'est là une erreur : ce canal est un conduit plein dont les parois, constamment et partout appliquées les unes contre les autres sous forme de bourrelets circulaires superposés, ne laissant entre elles qu'un pertuis sinueux, d'autant plus difficile à se laisser dilater que la femme a moins usé du coït et a eu moins d'enfants ; de telle sorte que, si, chez une femme qui ne se trouve pas dans une des deux positions que nous venons de signaler, on introduit dans le col de l'utérus un bourrelet de charpie au moyen du spéculum, et qu'après avoir retiré cet instrument, on fasse cette injection avec un liquide coloré administré avec une canule introduite seulement d'un pouce, on est presque certain que la charpie n'en portera aucune trace.

Cette assertion, que j'ai déjà émise dans mon *Traité pratique des pertes blanches et des ulcérations de l'utérus*, a paru exagérée à plusieurs praticiens; mais tous ceux qui se sont donné la peine de voir les choses par eux-mêmes, en ont reconnu la parfaite exactitude et la partagent aujourd'hui.

Les conséquences de cette disposition sont les suivantes : quand une femme voudra prendre elle-même une injection comme moyen de propreté, elle réussira beaucoup mieux à la faire arriver plus loin en la prenant couchée que debout; mais quand elle voudra que le liquide parvienne à l'extrémité du canal, elle devra se la faire administrer par une personne étrangère, au moyen du spéculum, qui permettra au jet du liquide d'arriver directement.

Il faut aussi que les femmes sachent que toutes ne se trouvent pas dans des conditions à prendre des injections avec avantage. Parfois l'entrée des voies naturelles se contracte sur la

canule et ferme tout accès au liquide; il faut
alors éviter de pousser, dans la crainte d'augmenter l'irritabilité du canal en le forçant à
réagir. Les injections prises dans le bain réussissent quelquefois très-bien. Il faut aussi savoir qu'elles sont plus difficilement supportées
les deux ou trois jours qui suivent ou précèdent les règles, et, à plus forte raison, au moment même de la menstruation.

Toutefois, il serait peu sage de se laisser détourner absolument de leur administration par
la gêne passagère qu'elles occasionnent à quelques femmes. L'ennui qu'elles donnent est
quelquefois pour beaucoup dans les plaintes
qu'accusent celles qui n'en ont encore retiré
aucun avantage; et celles qui en souffrent réellement finissent par s'y habituer; on est seulement obligé de faire les injections moins longues et moins fréquentes, tant que les parties
conserveront leur irritabilité.

Nature des injections. — Comme beaucoup
de femmes peuvent éprouver, du côté des or-

ganes intérieurs, quelques indispositions pour lesquelles elles ne jugeraient pas convenable de consulter une personne de l'art, et contre lesquelles les injections seraient nécessaires, il est bon qu'elles sachent que ces injections sont émollientes, calmantes, toniques et astringentes.

L'eau tiède, étant le dissolvant par excellence, forme nécessairement une très-bonne injection *émolliente*. Mais on accroît sa qualité, sous ce rapport, en la chargeant des principes mucilagineux que contiennent la racine de guimauve, la graine de lin, et qu'on obtient par l'ébullition. Ces injections conviennent toutes les fois qu'il y a de la chaleur, une vive démangeaison, et surtout quand cet état tient à une cause accidentelle, comme une marche forcée, des excès, la présence d'un pessaire.

Quand la douleur ne consiste pas en une simple démangeaison, mais qu'elle est plus caractérisée, qu'elle persiste, qu'elle se continue dans les aines, dans les reins, on rend l'injec-

tion *calmante* en ajoutant à la racine de guimauve ou à la graine de lin une tête de pavot,
une ou deux feuilles de jusquiame, de morelle,
ou mieux encore huit ou dix gouttes de laudanum qui équivalent à trois quarts de grains
d'opium.

Ces substances agiront d'autant plus sûre-
ment qu'on aura fait précéder leur emploi
d'une injection d'eau simple qui aura nettoyé
les parties. Il faut, dans tous les cas, agir très-
prudemment dans l'emploi des substances dites
calmantes, même administrées par injection,
parce que leur action est quelquefois très-
prompte et assez marquée pour donner lieu à
des accidents.

J'ai connu une dame qui, s'étant habituée à
prendre tous les soirs une pilule contenant un
demi-grain d'opium, crut pouvoir, pour éviter
de prendre cet opium par la bouche, se l'administrer par injection, et en employa un grain,
s'imaginant que, par cette voie, l'action serait
infiniment moins prononcée. Elle se trompa,

car elle offrit plusieurs signes d'empoisonne-
ment.

On appelle, comme nous l'avons déjà dit, *tonique*, une injection qui a pour but de donner
du ton, de la force aux organes intérieurs.
Elles conviennent aux femmes qui ont été plusieurs fois mères, à celles dont les organes sont
ordinairement humides, ou qui ont quelques
déplacements de la matrice; toutes les fois, en
un mot, que le besoin de relever la vitalité des
tissus se fait sentir. On les prépare avec la décoction de roses de Provins, d'écorce de chêne,
de feuilles de ronces, de quinquina.

Enfin, les injections *astringentes* agissent à
peu près comme les précédentes, seulement
elles sont plus actives. Nuisibles, comme on le
pense bien, dans les cas où il y aurait un état
inflammatoire caractérisé par de la chaleur et
de la douleur, elles conviennent dans ceux où
l'on sent le besoin d'exciter les parties et
d'obtenir une espèce de resserrement de leur
tissu.

On prépare les injections astringentes avec toutes les substances contenant du tanin, comme l'écorce de chêne, les feuilles de noyer, la noix de galles, puis avec différents sels, comme l'alun ou sulfate d'alumine, l'acétate de plomb liquide, les sulfates de zinc, de cuivre.

On leur substitue souvent aussi le vinaigre rosat, à la dose d'une et même de deux cuillerées dans un demi-litre de décoction émolliente. L'eau qui porte mon nom, et dont j'ai précédemment parlé, m'a jusqu'ici servi à remplir les diverses indications auxquelles sont destinées les substances que je viens d'énumérer.

Toutefois, je ne terminerai pas ce qui a rapports aux injections astringentes sans répéter ce que j'ai dit des dangers qu'elles entraînent souvent quand elles sont employées contre un état inflammatoire. L'observation suivante, que j'ai déjà rapportée dans mon *Traité des pertes blanches*, en est une preuve irrécusable :

Une jeune femme de vingt-trois ans, d'un

tempérament sanguin-nerveux, fut prise tout-
à-coup, à la suite d'excès, d'une perte abondante qu'accompagnaient une chaleur incommode dans les parties, une difficulté d'uriner
et des douleurs assez vives dans les aines. Voulant se débarrasser le plus tôt possible de ce
état, elle consulta un de ces médecins qui ont
un seul traitement pour toutes les maladies et
pour tous les degrés de la même maladie.

Elle en reçut une ordonnance qui lui pres-
crivait de faire des injections avec une décoction d'écorce de chêne aiguisée avec l'alun ou
sulfate d'alumine. Les premières ayant été
douloureuses, elle crut y voir une preuve de
leur efficacité et les continua deux jours, mais
son état empira au point que non-seulement du
sang se mêla au liquide laiteux qui formait la
perte, mais que les urines ne coulèrent plus
qu'avec la plus grande peine et la plus vive
douleur, que le prurit des parties devint insupportable, que la fièvre s'alluma, et qu'on crut
nécessaire de m'envoyer chercher.

Informée des circonstances au milieu desquelles la perte s'était déclarée et du traitement
qui avait été administré, je conseillai de suite
un grand bain, des injections faites lentement
avec l'eau de guimauve et la décoction de têtes
de pavot, des fomentations émollientes sur le
ventre, des boissons mucilagineuses, comme
l'eau de graine de lin légèrement nitrée, des
lavements émollients.

Ces moyens calmèrent assez promptement ;
mais la fièvre et la démangeaison locale persistant, je fis faire une forte application de sangsues à la vulve, et tout cessa comme par enchantement. Quelques grands bains, huit jours
de repos et la diète maintinrent les choses dans
l'état le plus satisfaisant.

Voici encore une observation qui confirme
les inconvénients des injections astringentes
faites mal à propos, et qui indique en même temps
les moyens de remédier à ces inconvénients
dont les suites ont été plus d'une fois fatale.

Une jeune personne de dix-huit ans, d'une

constitution robuste, d'un tempérament éminemment sanguin, élevée à la campagne chez
ses parents, fermiers aisés des environs de Paris, fut prise à quinze ans, c'est-à-dire l'année
même qui suivit l'apparition de ses premières
règles, d'attaques d'hystérie qui survenaient
tous les deux mois et se terminaient par des
flueurs blanches abondantes.

Envoyée à Paris, elle fut placée dans un ma-
gasin de nouveautés, où une bonne nourriture
et d'autres soins lui conservèrent la santé florissante qu'elle avait en arrivant, sans toutefois
apporter le plus léger changement dans la perte
qu'elle avait depuis deux ans. Fatiguée cependant de cette perte, qui avait pour elle l'immense inconvénient de l'empêcher de se livrer
avec ses jeunes compagnes à tous les plaisirs de
son âge, surtout à la danse, sans craindre que
ses vêtements ne portassent quelques traces de
son incommodité, elle consulta une sage-femme
qui lui conseilla de faire des injections avec de
l'eau blanche.

Une première fois la perte s'arrêta et revint deux jours après, sans que ces deux jours fussent marqués par quelque chose de fâcheux. Encouragée par ce premier succès, elle recommença le dimanche suivant; la perte s'arrêta comme la première fois, mais quelques heures seulement après, elle éprouva de violentes coliques, des douleurs atroces dans les reins, enfin une violente attaque d'hystérie.

Effrayée de cet état, la maîtresse de la maison, dont j'avais toute la confiance, m'envoya immédiatement chercher, et je reçus de l'une des demoiselles, intime amie de la jeune malade, confidence de ce qui avait eu lieu. Je ne doutai pas alors que la suppression brusque de la perte ne fût cause de ce qui venait de se passer.

En conséquence, je prescrivis de suite d'appliquer un cataplasme émollient sur le ventre, de mettre des sinapismes au haut des cuisses, et de donner un lavement légèrement camphré. L'état nerveux se dissipa en quelques heures, le ventre cessa d'être douloureux, enfin, avant la fin du jour, la perte reparut et, dès le lendemain, la jeune personne put reprendre ses occupations et ses travaux habituels.

Le danger que font ressortir ces deux observations avait été signalé par M. Lagneau qui, dans son savant article *Leucorrhée*, du *Répertoire général des Sciences médicales*, s'en exprime ainsi : « J'ai connu une dame anglaise qui, pour avoir voulu se débarrasser de pertes blanches *à l'état aigu* fut attaquée d'une inflammation des plus intenses du bas-ventre après avoir employé des injections styptiques, d'après les conseils d'un médecin de sa nation. Elle n'a été guérie qu'à force de soins et par la médication anti-phlogistique la plus active. »

§ II.

DES MOYENS DE REMÉDIER, SANS DANGER POUR LA SANTÉ, A DIVERSES IMPERFECTIONS, NATURELLES OU ACCIDENTELLES, OCCASIONNÉES, SOIT PAR L'AGE, SOIT PAR TOUTE AUTRE CIRCONSTANCE.

Il est certainement plus facile aux phlosophes et aux moralistes de faire la critique de l'importance que nous attachons à conserver l'empire que nous assurent dans cette vie les qualités extérieures, qu'à nous d'y renoncer sans regret et sans faire quelques efforts pour le retenir le plus longtemps possible.

Aussi l'art d'embellir les formes, de dissimuler les disgrâces de la nature et de réparer les injures du temps, n'est pas un art nouveau. Il n'est en effet aucune nation ancienne, aucun peuple inculte, qui n'en ait fait une étude et n'ait cherché à en reculer les limites; et si, parmi les nations modernes les plus civilisées, nous comparions l'état de cet art au point où il était chez les Romains, au temps des Césars et au beau règne d'Auguste, nous nous trouverions certainement très arriérés à cet égard.

Mon intention n'étant pas de faire ici l'historique de toutes les préparations qui, sous le nom de *Cosmétiques*, sont destinées à être appliquées sur la surface du corps pour l'embellir.

je me bornerai à l'examen de celles qui sont employées pour la peau, principalement pour la figure et pour les cheveux, les deux parties qui s'offrent le plus à la vue, et ont par conséquent le plus besoin d'être relevées de leurs imperfections naturelles ou accidentelles.

1° COSMÉTIQUES DESTINÉS A LA PEAU. — Ces préparations sont employées dans cette circonstance pour remplir trois indications différentes : 1° pour redonner de la douceur et du moelleux à la peau, ou pour lui procurer une blancheur qu'elle n'a pas ou qu'elle a perdue; 2° pour la colorer, soit en blanc, soit en rose; 3° pour la débarrasser de taches, ou de poils qui se sont développés sur les points où ils ne croissent pas ordinairement.

Moyens d'adoucir la peau. — Le moyen le plus sûr de donner de la douceur et du moelleux à la peau se trouve dans l'emploi du bain qui, l'imprégnant complétement, l'assouplit dans ses anfractuosités les plus déliées.

Mais, pour rendre l'effet du bain plus mar

qué sous ce rapport, on y ajoute diverses sub-
tances onctueuses et balsamiques, comme des
savons préparés avec une très-faible quantité
de soude et aromatisés convenablement.

Quelques personnes prennent des bains de
lait qui, s'ils ne répondent pas toujours au but
désiré, sont du moins exempts de tout danger.

Mais comme le bain pris journellement aurait un effet débilitant inévitable, surtout pour
les personnes à fibre molle et lymphatique, on
le fait alterner avec des lotions douces, telles
que les eaux distillées de roses, de fraises, de
fèves, de plantin, ou même de plusieurs liniments onctueux, tels que les pommades de cacao, d'amandes douces, de concombres, de
baume de la Mecque, ayant soin que le corps
gras, qui fait leur base, ne soit pas rance, c'est-
à-dire acidifié par l'air.

L'émulsion balsamique que l'on prépare en
triturant dix gouttes de baume de la Mecque
avec un peu de sucre et un jaune d'œuf, en
versant ensuite peu à peu dans le mélange deux

cents grammes d'eau de rose distillée, et en passant le tout à travers un blanchet, a très souvent eu, à ma connaissance, d'excellents résultats, et jamais d'inconvénients. Cette pommade, ou cette émulsion, convient surtout dans les cas où la peau est devenue rugueuse ou altérée par le hâle ; on s'en frotte, le soir, le visage en la laissant sécher sans s'essuyer, et le matin on se lave avec de l'eau pure.

On prépare aussi de la manière suivante une pommade ou crème très avantageuse pour donner de l'éclat à la peau : Cire blanche, dix grammes ; blanc de baleine, dix grammes ; huile d'amandes douces, cent cinquante grammes ; eau de rose, cent vingt grammes.

Voici enfin comment les grands parfumeurs préparent cette fameuse crème dont on fait, depuis quelques années, un si fréquent usage sous le nom anglais de *Cold cream* : Huile d'amandes récente, cinquante grammes ; cire blanche récente, dix grammes ; blanc de baleine récent, dix grammes ; eau de roses, vingt grammes ; essence de roses, dix gouttes ; teinture de benjoin, cinq grammes ; teinture d'ambre, deux grammes. On mêle le tout avec le plus grand soin ; c'est un cosmétique très-agréable et en même temps très-utile contre les efflorescences de la peau.

Quand les lèvres se gercent et deviennent rugueuses, les maîtres pharmaciens (Bouchardat) conseillent de les frotter de temps à autre, surtout le soir, avec la pommade suivante : Huile d'amandes douces, cent grammes ; cire blanche, cinquante grammes ; racine d'orcanette, cinq grammes. On fait digérer ces matières au bain-marie, on passe à travers un linge avec expression ; quand la masse a acquis une belle couleur rouge, on remue jusqu'à ce que la liqueur commence à se refroidir, et on ajoute, par trente grammes, deux ou trois gouttes d'essence de roses, et on coule dans de petites boîtes de bois.

Moyens de colorer la peau. — Après les préparations destinées à donner de l'éclat et de la souplesse à la peau, viennent celles qui ont pour but de la colorer en blanc ou en rose : ce sont celles qu'on désigne sous le nom de *fards* et malheureusement dans la confection desquelles il entre le plus souvent des substances dangereuses. Je dis malheureusement, parce que si on peut se passer des autres cosmétiques, ceux-ci sont d'une indispensable nécessité aux personnes qui sont obligées de paraître sur nos théâtres, où l'éclat des lumières rend ternes les peaux les plus blanches et les plus colorées.

Or, il faut savoir que les fards, blancs ou rouges, ont tous pour base ou pour excipient la craie de Briançon, à laquelle on ajoute très souvent, pour les premiers, le sous-nitrate de bismuth : et pour les seconds, le vermillon, qui n'est autre chose que le sulfure de mercure. Ces deux substances (le sous-nitrate de bismuth et le sulfure de mercure) sont éminemment dangereuses : la première, parce qu'elle peut non-seulement altérer la peau, mais encore occasionner des coliques; la seconde, parce qu'elle peut attaquer et faire tomber les dents comme si l'ont eût été soumis à un traitement mercuriel.

Pour éviter ces inconvénients, ou pour mieux dire, pour se soustraire à ces dangers, il faut ne se servir que de fards qui auront toujours pour base la craie de Briançon, mais à laquelle on aura ajouté, pour le blanc, la stéarine ou blanc de baleine; pour le rouge, la poudre de carthame, de bois de santal, de racine d'orcanette, toutes substances végétales dont l'emploi ne peut être suivi d'aucun accident. Encore ne faut-il les laisser séjourner que le moins possible sur la peau, d'où on les enlève aisément avec un linge doux, comme un tampon de mousseline ou autre chose de semblable.

Moyens de débarrasser la peau de ses taches accidentelles. — De toutes les taches qui peuvent ternir l'éclat et la blancheur de la peau, les plus communes sont assurément celles qui sont connues sous le nom de *taches de rousseur* ou de *son*. Quand elles sont congéniales, c'est-à-dire de naissance, elles durent ordinairement toute la vie ; mais très souvent elles surviennent chez quelques personnes à peau fine qui sont restées à la campagne exposées à la lumière et à la chaleur du soleil. Dans ce cas elles disparaissent aisément avec la cause qui les a occasionnées.

Se développant avec l'âge, les taches de rousseur se présentent sous la forme de petites taches assez exactement arrondies, jaunâtres, quelquefois couleur de feu, répandues çà et là sans ordre, et laissant entre elles des intervalles plus ou moins grands dans lesquels la coloration de la peau est naturelle.

Quelquefois elles se réunissent, surtout au nez et aux pommettes, et forment des taches plus ou moins larges. Elles ne font aucune saillie, aucun relief, ne déterminent aucune douleur, pas même de la démangeaison, et nuisent plutôt à l'aspect de la figure, à l'expression de la physionomie, qu'elles ne sont l'indice d'un dérangement quelconque de la santé.

Ces taches, plus communes dans les pays chauds que dans les climats froids, se rencontrent particulièrement chez les individus à tempérament lymphatique ; aussi les observe-t-on surtout chez les femmes blondes ou rousses, à peau fine et blanche.

Elles sont communément plus prononcées à l'époque des règles, et occupent plus particulièrement le haut des pommettes ou les joues, le col, le dessus de la poitrine, les mains et les avant-bras. Comme elles tiennent essentiellement à la constitution, il est facile de comprendre que les mille moyens que l'on propose journellement pour les faire disparaître sont autant de piéges tendus à la crédulité, et ne peuvent avoir aucun résultat contre elles.

Quand ces taches ne sont produites que par le hâle, on favorise souvent leur disparition en s'appliquant sur la figure, pendant la nuit ennère, une espèce de masque composé de fleur de farine et de blanc d'œuf, qu'on enlève le lendemain matin avec une eau de cerfeuil, et comme la peau est sèche, on la frotte immédiatement avec une des pommades onctueuses dont j'ai donné plus haut la composition.

Indépendamment des taches de rousseur, la peau se couvre quelquefois de taches plus étendues d'un jaune brun-safrané, souvent accompagnées de démangeaisons et donnant lieu, dans quelques cas, à une légère exfoliation de l'épiderme.

Ces taches, qu'on nomme *éphélides*, sont très communes dans le cours de la grossesse et peu de temps avant l'apparition des règles. Elles sont souvent aussi un symptôme d'une affection du foie ou de quelque autre organe, comme l'estomac, l'intestin, la rate, même le poumon.

Quoi qu'il en soit, les éphélides, qu'on appelle aussi *taches hépatiques*, peuvent se développer sur tous les points de la surface du

corps ; mais on les rencontre le plus ordinairement à la partie antérieure du cou, à la poitrine, au sein, sur le ventre, aux aines et à la
partie antérieure des cuisses. On ne les rencontre guère à la figure que chez les femmes
enceintes, dont elles décèlent souvent la position.

Leur durée est extrêmement variable. Sur-
venant quelquefois d'une manière toute accidentelle, et pour ainsi dire spontanée, elles disparaissent promptement. Dans d'autres circonstances, développées peu de temps avant
l'apparition des règles, elles s'évanouissent à
leur éruption ; mais le plus ordinairement ap-
paraissent peu à peu et d'une manière lente,
elles durent plusieurs semaines, et même, si
on les abandonne à elles-mêmes, elles peuvent persister des mois entiers, quelquefois des
années.

Les éphélides se manifestent principalement
chez les femmes blondes, bien qu'il ne soit
pas très rare d'en trouver chez les brunes ;

mais alors elles offrent une teinte bien plus foncée. Occasionnées quelquefois, comme les taches de rousseur, par une simple exposition au soleil, elles sont néanmoins le plus ordinairement produites par des écarts de régime, par l'usage de certains aliments salés, fumés.

Dans la plupart des cas, elles coïncident avec une parfaite santé, excepté toutefois, comme nous l'avons déjà dit, quand elles sont le symptôme d'une affection du foie; ce qu'on qu'on reconnaît à leur teinte plus safranée, à leur plus grande étendue, et aux autres signes propres aux maladies de cette espèce.

Les personnes affectées (c'est le mot) d'éphélides ont tellement envie d'en être débarrassées, qu'on a proposé pour les faire disparaître des lotions astringentes, des liniments détersifs, des pommades alcalines, des applications résolutives; mais la plupart de ces moyens ont été pour le moins inutiles, et, dans quelques cas, ils ont eu des inconvénients.

Avant de chercher à faire disparaître les

éphélides, il est prudent de savoir si elles dépendent d'une maladie du foie, ou de tout autre organe de l'appareil digestif. Dans ce cas il ne faut rien entreprendre sans être guidé par une personne de l'art qui, remontant à la véritable cause, en combattra les effets, tant généraux que locaux, par des moyens appropriés.

Hors ce cas et celui où elles dépendent de l'approche des règles, et où il n'y a rien à tenter contre elles, puisqu'elles disparaissent d'elles-mêmes, les médecins qui s'occupent spécialement des maladies de la peau, reconnaissent qu'il n'y a rien de mieux à faire, pour en obtenir la disparition, que de prendre les eaux sulfureuses, tant en boisson qu'en bain. On facilite l'action des préparations sulfureuses par de légers purgatifs, et si, dans le cours du traitement, la partie occupée par l'éphélide devient le siége d'une vive démangeaison, on la lave fréquemment avec l'eau de guimauve et de tête de pavots.

Enfin, au nombre des taches siégeant aux parties apparentes de la peau, dont on désirerait vivement être débarrassé, sont ce qu'on nomme communément les *envies*; tout ce que je puis dire à cet égard, c'est que ces taches sont des altérations trop profondes de la peau pour qu'on puisse les faire disparaître autrement que par des opérations qui laisseraient après elles des cicatrices, pour la plupart au moins aussi désagréables qu'elles.

Il est donc toujours prudent de les abandonner à elles-mêmes, à moins qu'au lieu de n'être que de simples taches, elles consistent en tumeurs plus ou moins saillantes. Ce sont alors des questions de haute-chirurgie, dont j'abandonne la solution à qui de droit.

Préparations épilatoires. — Beaucoup de femmes, les brunes surtout, ayant le système pileux très développé, ont certaines parties de la figure couvertes non-seulement d'un duvet épais, mais encore de véritables poils. Plusieurs moyens ont dû nécessairement être employés pour détruire ce duvet et ces poils toujours choquants sur une figure de femme. Le plus ancien et le plus employé de ces moyens est le *rusma* des Arabes, qui en font un grand usage, et qui n'est qu'un mélange d'orpiment ou sulfure d'arsenic et de chaux vive. L'activité du mélange augmente en proportion des quantités d'orpiment.

Pour préparer convenablement cette poudre, les pharmaciens mêlent 60 grammes de chaux vive avec 16 grammes de sulfure d'arsenic, font bouillir ce mélange dans 500 grammes de lessive alcaline forte jusqu'à ce qu'il soit capable de faire tomber les barbes d'une plume qu'on y plonge. On en frotte les parties velues que l'on veut rendre nettes ; on les lave ensuite avec de l'eau chaude.

Si on voulait que ce mélange fût moins actif, on devrait se borner à mélanger les deux substances et à les humecter avec de l'eau tiède au moment où l'on s'en servirait. On les associe aussi avec un peu de graisse pour en

faire une pommade. Ce moyen suflit ordinairement pour le simple duvet.

Cette préparation épilatoire, employée trop
concentrée ou trop abondante, ou bien laissée
trop de temps sur la peau, peut avoir des inconvénients, même des dangers; car elle peut
altérer la peau ou agir par absorption comme
tous les composés d'arsenic. Quand on en fait
usage, il faut, avant de l'appliquer, pratiquer
une onction d'huile ou de graisse sur les parties que l'on veut épiler, enlever ensuite avec
du linge et de l'eau tiède les débris de la préparation, des poils et du corps gras.

Je viens de dire que, mal préparées ou mal
appliquées, les préparations épilatoires pou-
vaient avoir des inconvénients et même des
dangers; en voici une preuve qui m'est communiquée par M. le d. L...

Ayant rapporté d'Afrique, à la suite d'un
voyage qu'il y fit en 1832, plusieurs pots de
la pommade épilatoire dont se servent les femmes algériennes, il en remit à une dame qui en

désirait vivement pour se débarrasser d'un épais duvet dont ses avant-bras étaient garnis.

Soit que la pommade ait acquis par le transport une activité qu'elle n'avait pas primitivement, soit que l'emploi en ait été mal indiqué ou mal fait, le but fut tellement dépassé que, dès le second jour qui suivit la première application, toutes les parties qui furent mises en contact avec la préparation furent atteintes d'un érysipèle qui gagna tout le bras, et ne céda qu'à des moyens antiphlogistiques locaux et généraux assez énergiques.

On cite aussi dans différents traités de *toxicologie* plusieurs exemples d'empoisonnements occasionnés par les mêmes préparations, la partie active qui est, comme nous le savons, un sulfure d'arsenic, ayant été absorbée et emportée dans le torrent de la circulation. Si ce cas se présentait, il faudrait de suite avoir recours aux moyens appropriés au traitement des empoisonnements par l'arsenic: moyen dont un médecin peut seul diriger convenablement l'administration.

Les Arabes se mettent à l'abri des mauvais effets des pâtes épilatoires, en ne les employant qu'après que l'étuve ou le bain chaud a mis la peau en transpiration, puis en en enlevant parfaitement les débris, en continuant de suer et en se lavant de nouveau. Il serait prudent de les imiter.

2° COSMÉTIQUES DESTINÉS AUX CHEVEUX. — Indépendamment des huiles et pommades dont nous avons précédemment parlé comme moyen de donner un peu de souplesse et de brillant aux cheveux, on emploie à leur égard deux autres sortes de cosmétiques. Les uns ont pour but de les faire pousser quand ils tombent, ou de les épaissir quand ils sont trop clairsemés ; les autres, de leur donner une couleur autre que celle qu'ils ont naturellement ou accidentellement. Comme un grand nombre de ces préparations sont inutiles et dangereuses, étudions-les un peu en détail :

Chute des cheveux. — Les cheveux tombent dans trois circonstances : quand le cuir chevelu, qui recèle le bulbe d'où ils émanent, est lui-même malade ; à la suite d'une maladie générale où d'un état exceptionnel grave, comme l'accouchement ; par les seuls effets de l'âge.

Lorsqu'ils tombent par suite d'une maladie du cuir chevelu, on chercherait vainement à les faire repousser avant que cette maladie fût guérie ; il n'est pas une de ces mille préparations, si pompeusement offertes comme des moyens infaillibles, telles que la moelle de bœuf, la graisse d'ours, de lion, de chameau, l'huile de Macassar, de Sévigné, qui puissent favoriser leur reproduction. Il en est de même quand leur chute s'effectue dans le cours d'une maladie grave ou à la suite de l'accouchement.

Mais une fois que l'état sous l'influence duquel leur chute avait eu lieu s'est dissipé, il peut très-bien se faire que le bulbe ait besoin d'être stimulé pour fournir les matériaux ou de leur repullulation ou de leur développement.

Un des moyens qu'on a le plus préconisés à cet effet, c'est de couper très-courts ceux qui restent ou de raser tout-à-fait la tête quand elle s'est complétement dégarnie.

Les personnes qui semblent devoir être le plus compétentes en cette matière, les médecins eux-mêmes, sont peu d'accord sur les résultats de ce moyen. Les uns disent qu'en rasant la tête ou en coupant les cheveux très-courts, on irrite le bulbe pileux et qu'on arrête ainsi son action productive ; les autres, prenant l'expérience pour guide, citent l'exemple du gazon qui devient d'autant plus fort qu'on le coupe plus souvent et plus près de sa racine.

Comme en pareille matière, aussi bien qu'en toute autre, les faits sont plus concluants que les raisonnements, nous nous rangeons volontiers à l'opinion de ces derniers, et nous pensons que quand la tête s'est complétement dégarnie, et que le cuir chevelu est dans un état parfait de santé, on fait très-bien de la raser, de même qu'il est bien de couper très-courts ceux qui restent, quand la tête n'est pas tout-à-fait dénudée.

Dans ces cas, il est très-probable que les onctions faites avec des pommades légèrement aromatisées aideront puissamment le cheveu naissant à percer plus aisément le cuir chevelu, en même temps qu'elles animeront un peu le bulbe lui-même.

En effet, s'il est démontré que les cheveux tombent le plus souvent au milieu des circonstances qui dénotent une débilitation générale, il est certain que c'est bien plutôt à un défaut d'énergie reproductive qu'à un excès de vitalité de leurs bulbes, qu'il faut attribuer leur chute.

Enfin, les femmes qui ont une belle chevelure peuvent être certaines qu'elles la conserveront d'autant plus longtemps et d'autant plus belle, qu'elles auront pris l'habitude de ne pas se tenir la tête constamment couverte d'une épaisse coiffure.

En effet, quand la tête est trop couverte,

l'exsudation cutanée dont elle est le siège s'en trouve nécessairement accrue et le fluide qui remplit le canal capillaire y arrive avec une abondance qui rend, comme on le dit, la chevelure grasse et conspire évidemment contre sa solidité.

Ajoutons encore à cela qu'en se couvrant habituellement trop la tête, on la rend impressionnable et on s'expose, quand on prend une coiffure plus légère, aux inconvénients résultant du passage brusque d'une température à une autre opposée. Je connais une dame qui n'a dû la perte prématurée de sa chevelure qu'à la mauvaise habitude qu'elle avait prise, dès sa plus tendre jeunesse, de se tenir la tête extrêmement couverte la nuit et de rester toute la journée coiffée simplement en cheveux.

Par la même raison, les femmes qui seront, pour des motifs quelconques, comme cela arrive quelquefois à la suite de couches, obligées de faire couper leurs cheveux, agiront sagement en tenant leur tête plus couverte que l'habitude jusqu'à ce que leur chevelure ait déjà recouvré une partie de sa longueur naturelle.

Décoloration des cheveux. — Si on ne se console jamais bien complétement d'avoir des cheveux d'une fausse nuance, on finit du moins par s'y habituer; mais il n'en est pas de même d'une chevelure qui grisonne, qui blanchit, qu'on me pardonne le mot : peu de femmes ont assez de courage pour ne pas en être émues. Dans la communauté des cas, il n'y a que deux moyens de remédier à un pareil inconvénient, c'est d'arracher les cheveux à mesure qu'ils blanchissent ou bien de les teindre.

Le premier moyen, qui paraît le plus naturel, est ordinairement celui par lequel on commence, et cependant c'est le plus irrationnel et le plus dangereux. Les personnes qui l'emploient ne remédient à un mal que par un mal plus grand encore, puisque, de blanches qu'elles étaient, elles travaillent à se rendre chauves.

Ensuite les personnes qui se font épiler, non-seulement se privent des cheveux qu'elles enlèvent, mais encore voient très-promptement les blancs se multiplier à côté de ceux qu'elles viennent d'arracher : c'est que l'épilation ébranle les bulbes voisins, altère leur vitalité et hâte par conséquent leur dégénérescence.

Après l'épilation, le moyen qu'on emploie le plus souvent, non pour empêcher les cheveux de blanchir, mais pour dissimuler leur grisonnement ou leur tendance à blanchir, c'est de les teindre. Cette pratique était connue et usitée des anciens, puisqu'au dire d'un érudit que j'ai consulté, un poëte latin, du nom de *Martial*, en avait déjà fait le sujet de piquantes épigrammes. Mais de quoi se servaient les anciens à ce sujet? C'est ce que ne m'a pas dit mon érudit.

Aujourd'hui, le plomb fait la base de la plupart des préparations que l'industrialisme prône, et que la crédulité accepte aveuglément pour teindre les cheveux. Une des plus usitées est la suivante : On prend une demi-livre de li-

tharge, quatre onces de chaux et une demi-livre de blanc d'Espagne ; on délaye le tout ensemble avec de l'eau ; le mélange fait, on y
trempe des papillottes dans lesquelles on enveloppe les cheveux par petites mèches. Il suffit
de les porter ainsi pendant quatre ou cinq
heures.

Après cette préparation, celles dont on fait
le plus souvent usage, non pas à cause de leur
supériorité, mais à cause des éloges pompeux
que la spéculation leur donne à grands frais,
sont les eaux dites de *Perse*, d'*Égypte* et de
Chine, connues aussi sous les noms d'eaux
blondes et *noires*, et qui ne sont en définitive
que des solutions de nitrate d'argent.

Pour se faire une idée du danger que l'on
court en employant l'une ou l'autre de ces deux
préparations, il faut savoir que la litharge ou
blanc de céruse, qui fait la base de la première,
et que le nitrate d'argent, auquel les secondes
doivent leurs propriétés, sont deux substances
des plus dangereuses, deux poisons des plus

violents. Le blanc de céruse n'est, en effet, autre chose que du *peroxyde* et du *carbonate de plomb*, et le nitrate d'argent n'est rien autre que la *pierre infernale*.

Or, le plus simple raisonnement ne doit-il pas faire prévoir que ces deux substances ne peuvent être que d'un emploi éminemment dangereux, non-seulement sur les cheveux qu'elles dessèchent et brûlent, et sur le cuir chevelu qu'elles irritent violemment, mais encore sur toute l'économie par l'absorption de leurs molécules vénéneuses? C'est ce qu'ont démontré et que démontrent tous les jours les expertises des plus habiles chimistes, et qu'ont également constaté plusieurs jugements rendus contre des individus qui en avaient conseillé l'usage. Ne sait-on pas que c'est à l'emploi d'une préparation de cette nature qu'on a attribué, il y a quelques années, la mort d'une célèbre actrice qui a fait plus de quarante ans l'ornement et la gloire de la scène française?

Si, malgré ces conseils dictés par la prudence, on voulait passer outre, il est bon de savoir que les préparations dont il est ici question sont moins dangereuses employées au moyen de papillottes qu'on a enduites, et dans lesquelles on renferme les cheveux divisés par mèches, qu'employées en lotions qui leur permettent de toucher trop directement le cuir chevelu.

Veut-on reconnaître par des procédés simples la présence du plomb et du nitrate d'argent dans les préparations conseillées pour teindre les cheveux, on les remet à un pharmacien qui traitera celles qui sont supposées contenir du plomb par l'acide sulfurique, et celles qu'on croirait n'être qu'une dissolution de nitrate d'argent par la soude, la potasse et la chaux pures. Les premières donnent un précipité noir qui n'est autre chose qu'un sulfure de plomb, les secondes un précipité vert-olive.

Pour éviter les dangers qui sont attachés à l'emploi de ces moyens, quelques personnes se contentent de peigner leurs cheveux avec un

peigne de plomb et de se laver immédiatement
après la tête avec une infusion vineuse d'é-
corce de saule, de noyer, de sumac, de fèves,
de cônes de cyprès, ou de grappes de lierre.

D'autres se frottent la tête avec une huile
dans laquelle elles ont eu la précaution de
faire macérer des feuilles de viorne, le temps
nécessaire pour que cette huile prenne une
teinte d'ébène.

Ces moyens n'ont d'autre inconvénient que
d'être fort assujettissants; mais, quoi qu'on
fasse, comme l'accroissement des cheveux se
fait par la base et ne se fait que de cette manière, la portion le plus récemment accrue, décèle par sa couleur disparate la supercherie
employée, si on ne la renouvelle pas fréquemment, c'est-à-dire tous les jours ou tous les
deux jours, ce qui est certes fort assujettissant
et même dangereux par les fréquentes lotions
auxquelles on est obligé de soumettre sa tête.

Telles sont les seules considérations aux-

quelles la nature de cet ouvrage me force à
borner les conseils que je puis donner aux
femmes sur les soins que demande leur santé.

J'aurais pu parler d'une foule d'autres préparations ou recettes données comme propres
à remédier à la flaccidité des joues, des seins,
pour refaire le ventre, comme on dit communément, et pour resserrer des parties que leur
fréquent emploi a privées de leur ressort naturel ; mais ce sont là, comme dit un philosophe
du nom de Montaigne, de ces choses qui se *di-*
sent et ne *s'escrivent* pas.

Je ne terminerai cependant pas sans avertir,
1° que la plupart des compositions que les in-
dustriels ont le talent de proposer sous mille
noms différents pour la toilette ne devraient
être employées qu'après avoir été soumises à
une personne capable de les apprécier, et qui
trouvera toujours moyen d'obtenir les mêmes
résultats par des procédés tout à la fois plus
simples et moins dangereux ; 2° que pour l'a-
chat des objets de toilette, il est toujours pru-

dent de s'adresser aux fournisseurs en réputation, parce qu'en cette matière, comme en bien d'autres, le bon marché est rarement une véritable économie.

FIN.

TABLE DES MATIÈRES.

CHAPITRE PREMIER.

DU MARIAGE,

CONSIDÉRÉ SOUS LE POINT DE VUE DES AVANTAGES QU'IL OFFRE A LA FEMME POUR SA SANTÉ, ET DES CONDITIONS PHYSIQUES QU'IL EXIGE D'ELLE.

CHAPITRE II.

DE LA GROSSESSE;

DES SIGNES QUI LA FONT PRESSENTIR ET LA CARACTÉRISENT ; DES PRÉCAUTIONS AUXQUELLES ELLE ASSUJETTIT.

—

CHAPITRE III.

DE L'ACCOUCHEMENT.

DE L'ÉPOQUE OÙ IL A LIEU, DES SIGNES QUI L'AN-
NONCENT, ET DES CONNAISSANCES QUE TOUTES
LES FEMMES DEVRAIENT AVOIR POUR ÉVITER LES
SUITES FUNESTES DE TOUTE IMPRUDENCE COM-
MISE DANS LE COURS DES COUCHES.

CHAPITRE IV.

DE L'ÉDUCATION DES EN-FANTS EN BAS AGE.

DES MALADIES QUI LEUR SONT LES PLUS COMMUNES ET DES RÈGLES APPLICABLES AU TRAITEMENT DE CES MALADIES; DES PRÉCAUTIONS QUE DOIT PRENDRE, POUR ELLE ET POUR SON ENFANT, UNE FEMME QUI CESSE D'ALLAITER.

CHAPITRE V.

DE LA STÉRILITÉ,

DE SES CAUSES LES PLUS APPRÉCIABLES ET DES MOYENS LES PLUS RATIONNELS DE LA COMBATTRE.

CHAPITRE VI.

INSTRUCTION

SUR LES SOINS GÉNÉRAUX ET PARTICULIERS QUE DEMANDE LA TOILETTE DES FEMMES.

FIN DE LA TABLE.

Melun. — Imprimerie de DESRUES et Cie

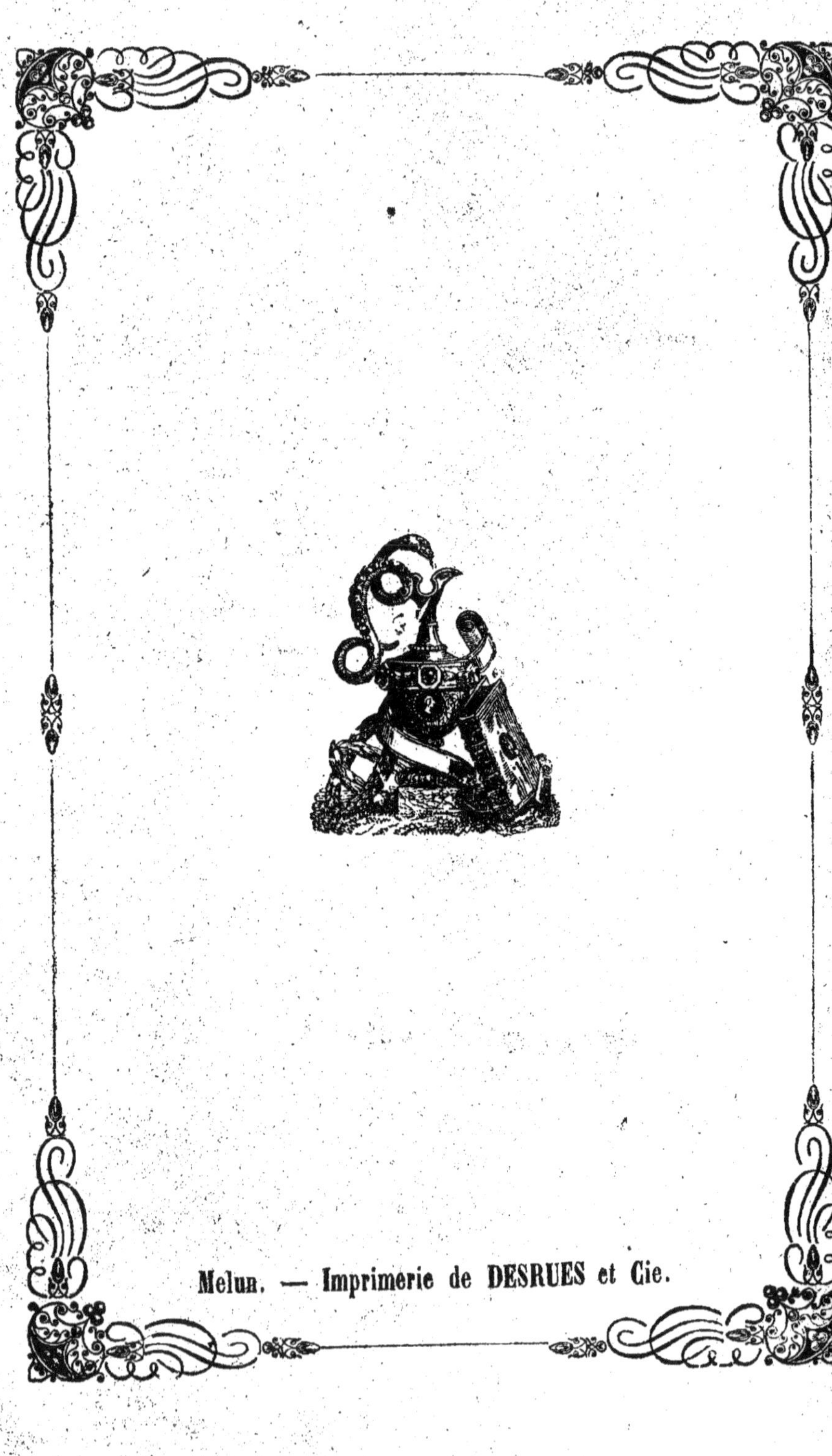

Melun. — Imprimerie de DESRUES et Cie.